基本編	I	入院でインスリン導入を始める前に
	II	いよいよ,インスリン導入!
	III	糖毒性が解除されたあとにすること
	IV	退院にまつわるエトセトラ
応用編	V	ブドウ糖(グルコース)入り輸液をマスターする
	VI	糖尿病合併症をマスターする
	VII	周術期のインスリン治療をマスターする
	VIII	特殊な状態や患者のインスリン治療をマスターする
	IX	1型糖尿病のインスリン治療をマスターする
付		インスリン製剤一覧

JN274059

入院インスリン治療マスターブック

必ずうまくいく!

〜あらゆるシチュエーションへの対応力をこの一冊で!

編著 弘世 貴久
Takahisa Hirose
東邦大学医学部内科学講座
糖尿病・代謝・内分泌学分野 教授

南江堂

編著

弘世　貴久	ひろせ　たかひさ	東邦大学医学部内科学講座 糖尿病・代謝・内分泌学分野教授

執筆（執筆順）

弘世　貴久	ひろせ　たかひさ	東邦大学医学部内科学講座 糖尿病・代謝・内分泌学分野教授
土方　麻衣	ひじかた　まい	東邦大学医学部内科学講座 糖尿病・代謝・内分泌学分野
布施友紀恵	ふせ　ゆきえ	東邦大学医学部内科学講座 糖尿病・代謝・内分泌学分野
比嘉眞理子	ひが　まりこ	東邦大学医学部内科学講座 糖尿病・代謝・内分泌学分野客員教授
金澤　憲	かなざわ　けん	東京労災病院糖尿病・内分泌内科
永嶋　智子	ながしま　ともこ	谷津保健病院内科
鴫山　文華	しぎやま　ふみか	東邦大学医学部内科学講座 糖尿病・代謝・内分泌学分野助教
宮城　匡彦	みやぎ　まさひこ	東邦大学医学部内科学講座 糖尿病・代謝・内分泌学分野助教
臼井　州樹	うすい　しゅうき	済生会神奈川県病院 糖尿病・内分泌内科部長
熊代　尚記	くましろ　なおき	東邦大学医学部内科学講座 糖尿病・代謝・内分泌学分野准教授
吉川芙久美	よしかわ　ふくみ	東邦大学医学部内科学講座 糖尿病・代謝・内分泌学分野助教
正井なつ実	まさい　なつみ	東邦大学医学部内科学講座 糖尿病・代謝・内分泌学分野
安藤　恭代	あんどう　やすよ	東邦大学医学部内科学講座 糖尿病・代謝・内分泌学分野
小林　結香	こばやし　ゆか	東邦大学医学部内科学講座 糖尿病・代謝・内分泌学分野
伊賀　涼	いが　りょう	君津クリニック
内野　泰	うちの　ひろし	東邦大学医学部内科学講座 糖尿病・代謝・内分泌学分野准教授

序　文

入院におけるインスリン治療を再び考える！

　私は『これなら簡単 今すぐできる外来インスリン導入』（メディカルレビュー社，2007年刊）の執筆以来，外来でのインスリン導入をもっと積極的に行うことをお勧めしてきました．それは当時，多くの患者はインスリン治療を始める際，入院することが基本だったからです．しかも，インスリンの導入は専門医が行うべきであるという考えも根強く（今でもそうかもしれませんが……），いよいよハードルは高くなっていました．増え続ける糖尿病患者，そしてインスリンが必要な患者に適切に対応するには，このような状況ではとても追いつかないと思っていました．あれから8年が経った現在，インスリンの外来導入は，専門医以外の医師による導入も含め決して珍しくない世の中になりました．これには私の本の影響もほんの少しはあったと自負していますが，何よりその牽引役となったのは持効型溶解インスリンの登場でしょう．もう「Basal-supported Oral Therapy」と説明しなくてもいいぐらい有名になってしまった，経口糖尿病治療薬と基礎インスリンを併用するBOTは，きわめて少ない低血糖頻度とそれなりの血糖コントロール改善が期待できるインスリンの新しいレジメであり，専門医以外の医師が外来で行うのも容易です．

　さて，これまでの私の著書をお読みいただいた方は，私が「インスリン治療はすべて外来で導入すればよい」と考えていると思われるかもしれません．いえいえ，そうではないのです．もちろん入院でのインスリン治療はきわめて重要です．患者が入院してくれるのならば是非ともそうしていただきたいですし，そのほうがより緻密な指導が可能でしょう．要は，入院できないことを理由にインスリン導入が後回しになることがあってはならないということなのです．

　かく言う私も，最初から現在のように外来インスリン導入に執心していたわけではありません．私自身が外来導入法を試行

錯誤していた西宮市立中央病院では，赴任当初の1997年，本当に多くの外来患者に入院してもらいインスリン導入を行いました．さらに外科や眼科の手術を予定された糖尿病患者の血糖管理も数多く「請け負って」いましたが，なにぶん糖尿病内分泌の担当医は私一人でしたので，すぐに仕事が飽和状態になってしまいました．どうすれば入院患者の血糖管理をより効率的に行えるのか？というのが私の切に求めていた解答でした．その一つの答えが「責任インスリンスライディング」でした．いわゆるスライディングスケール—そのときの血糖値に合わせてインスリン量を増減して注射する方法—とは全く違うものです．従来のスライディングスケールは，そのまま指示として出しておいても食事ができる患者では血糖値の改善に向かっていくことは全くありません．ところが「責任インスリンスライディング」の指示を金曜日に出しておけば，土日休みの市立病院でも月曜には血糖コントロールがちゃんと改善してきているのです．詳細は本文に譲るとして，この方法は私の市立病院での業務を本当に効率的なものにしてくれましたし，何より週末を有意義に家族と過ごすことを可能としてくれました．

「入院すればコントロールができて当たり前」とよくいわれますが，そのとおりだと思います．食事や運動の指導，実施が理想的環境で行われるインスリン入院導入では，まさにインスリンの匙加減一つで血糖コントロールはばっちりなのです（本書Ⅰ，Ⅱ章参照）．しかし，それで患者の血糖コントロールは大丈夫と思ったら大間違いです．短期間での血糖コントロール改善効果はその後さらなる改善，すなわち糖毒性の解除という形で現れ，退院後のインスリン必要量の顕著な変化をもたらすかもしれません．さらに，患者が退院したあとの一日の生活がどのようなものなのかをよく聞き出し，思い描くことがもっとも重要です．その意味では，入院導入は簡単とはいえないかもしれません．入院導入のクライマックスは退院時の対応にあるともいえるでしょう（本書Ⅲ，Ⅳ章参照）．そのときだけを断面的にみて血糖コントロールが良好，というのでは不十分なのです．退院後も継続的に良好な血糖コントロールを得るための工

夫がきわめて重要なのです．

　さらに，入院でのインスリン治療は導入だけで終わりではありません．インスリン治療を必要とするさまざまな局面にも対応する必要があります．インスリンを導入したのにうまくいかない患者にもう一度糖尿病について学んでもらうことは，きわめて重要です．インスリンレジメの見直しも重要でしょう．また，シックデイや術前患者の管理には皮下注射だけでなく点滴，輸液管理が必要となることが多く，インスリンを別個に使用するか，あるいは混注するかなどの判断が必要となってきます．さらに必ず押さえておくべきは，糖尿病ケトアシドーシスをはじめとする急性合併症の管理でしょう（本書V章参照）．

　このように，外来とはまた別の側面からみたインスリン治療が入院患者においてあるわけで，本書では共に日々の入院患者をみている東邦大学医療センター大森病院糖尿病・代謝・内分泌センターの医師メンバー全員に筆を執ってもらい，安全で効率的，そして必ずうまくいく，入院におけるインスリン治療について解説しています．是非とも手に取って毎日の診療のお役に立てていただくことを願って止みません．

2016年1月

東邦大学医学部内科学講座糖尿病・代謝・内分泌学分野 教授
弘世貴久

もくじ

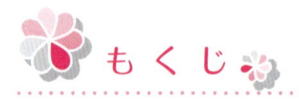

基本編 | 血糖コントロールを目的とした入院インスリン治療～ストレスのない導入とステップダウン　1

I 入院でインスリン導入を始める前に―責任インスリン, 追加・基礎インスリン使用時に気をつけること …… 2
1. 入院でインスリン導入を始める前に …… 弘世貴久　2
2. これだけは押さえたい, basal-bolus療法の基本 …… 弘世貴久　3
3. 責任インスリン, どう考える? …… 土方麻衣　6
4. 追加・基礎インスリン製剤使用時に気をつけること …… 布施友紀恵・比嘉眞理子　10

II いよいよ, インスリン導入! …… 17
1. いよいよ, インスリン導入! …… 弘世貴久　17
2. 未治療糖尿病患者にbasal-bolus療法を導入するには? …… 土方麻衣　18
3. 経口糖尿病治療薬, GLP-1受容体作動薬使用時にbasal-bolus療法を導入するには? …… 金澤 憲　22
4. 混合型インスリン使用時にbasal-bolus療法に切り替えるには? …… 八木智子　26
5. インスリン導入のために入院で何をするか? …… 嶋山文華　29
6. インスリンスライディングスケールの導入―著明高血糖のとき …… 嶋山文華　35

III 糖毒性が解除されたあとにすること …… 39
1. 糖毒性が解除されたあとにすること …… 弘世貴久　39
2. basal-bolus療法やBasal 2 Plusを継続するとき …… 八木智子　41
3. basal-bolus療法から混合型インスリン(Low-, Mid-, High-Mix)に切り替えるには? …… 布施友紀恵・比嘉眞理子　44

もくじ

- ④ basal-bolus療法からライゾデグ®配合注に
  切り替えるには？ ・・・・・・・・・・・・・・・宮城匡彦　49
- ⑤ basal-bolus療法からGLP-1受容体作動薬に
  切り替えるには？ ・・・・・・・・・・・・・・・臼井州樹　53
- ⑥ basal-bolus療法に経口糖尿病治療薬を併用するとき
  ・・・・・・・・・・・・・・・・・・・・・・・・・・・・・・・臼井州樹　58
- ⑦ basal-bolus療法からBasal PlusやBOTへ
  ステップダウンするとき ・・・・・・・・・・八木智子　63
- ⑧ basal-bolus療法から経口糖尿病治療薬に
  切り替えるには？ ・・・・・・・・・・・・・・・八木智子　67

Ⅳ 退院にまつわるエトセトラ〜食後血糖チェック，夜間，退院時指導，次の外来までのアルゴリズム ・・・ 71
- ① 退院にまつわるエトセトラ ・・・・・・・・弘世貴久　71
- ② 退院前には食後血糖値のチェックを！ ・・・・臼井州樹　72
- ③ 退院時指導はこうする ・・・・・・・・・・・・嶋山文華　75
- ④ 退院2週間後に外来受診するまでのアルゴリズム
  ・・・・・・・・・・・・・・・・・・・・・・・・・・・・・・・嶋山文華　78

応用編　これであなたも入院インスリンマスター
〜特殊病態における治療の実践　81

Ⅴ ブドウ糖（グルコース）入り輸液をマスターする ・・・ 82
- ① ブドウ糖（グルコース）入り輸液をマスターする
  ・・・・・・・・・・・・・・・・・・・・・・・・・・・・・・・弘世貴久　82
- ② 食止め・末梢輸液時のインスリン療法（点内注）の基本
  ・・・・・・・・・・・・・・・・・・・・・・・・・・・・・・・熊代尚記　84
- ③ 高カロリー輸液時のインスリン療法（CVII）の基本
  ・・・・・・・・・・・・・・・・・吉川芙久美・比嘉眞理子　95
- ④ ブドウ糖（グルコース）抜き点滴は行ってよいのか？
  ・・・・・・・・・・・・・・・・・・・・・・・・・・・・・・・宮城匡彦　100

Ⅵ 糖尿病合併症をマスターする　103
- ① 糖尿病合併症をマスターする ・・・・・・・弘世貴久　103

❷ 糖尿病ケトーシスはどう治療するか ・・・・・ 金澤　憲　104
❸ 糖尿病ケトアシドーシス(DKA)はどう治療するか
　　・・・・・・・・・・・・・・・・・・・・・・・・・・・・・・・・・・・・・・ 正井なつ実　107
❹ DKA改善後のインスリン治療は？ ・・・・・ 正井なつ実　112
❺ 高浸透圧高血糖症候群はどう治療するか
　　・・・・・・・・・・・・・・・・・・・・・・・・・・・・・・・・・・・・・・ 正井なつ実　116
❻ 腎機能障害や慢性腎不全時のインスリン導入のしかた
　　・・ 宮城匡彦　120
❼ 末期腎不全(透析期)のインスリン療法では何に
　注意する？ ・・・・・・・・・・・・・・・・・・・・・・・・・・・ 宮城匡彦　126

Ⅶ 周術期のインスリン治療をマスターする　129
❶ 周術期のインスリン治療をマスターする ・・・ 弘世貴久　129
❷ 経口糖尿病治療薬を服用しているがコントロール不良
　(HbA1c＞7.0％)のとき ・・・・・・・・・・・・・・・・・ 金澤　憲　130
❸ 混合型インスリンを使用しているとき ・・・・ 金澤　憲　133
❹ 術後帰室時のCVIIコントロールのしかた
　　・・・・・・・・・・・・・・・・・・・・・・・・・・・ 吉川芙久美・比嘉眞理子　135

Ⅷ 特殊な状態や患者のインスリン治療をマスターする　139
❶ 特殊な状態や患者のインスリン治療をマスターする
　　・・ 弘世貴久　139
❷ 中等度〜高度肥満合併の場合 ・・・・・・・・・・・・ 土方麻衣　140
❸ 肝硬変・慢性肝疾患の場合―高血糖・低血糖，
　肝動脈塞栓術や硬化療法後のインスリン変化
　　・・ 安藤恭代　144
❹ 膵臓がんで膵全摘出術後の場合 ・・・・・・・・・・ 小林結香　149
❺ 高齢・認知症患者の場合―施設への転院のしかた
　　・・ 小林結香　153
❻ 低血糖を繰り返す場合のチェックポイント
　　・・・・・・・・・・・・・・・・・・・・・・・・・・・ 吉川芙久美・比嘉眞理子　157
❼ 経口・点滴ステロイドを使用しているとき
　　・・ 伊賀　涼　163
❽ 妊婦はとくに注意！ ・・・・・・・・・・・・・・・・・・・・ 伊賀　涼　173

IX 1型糖尿病のインスリン治療をマスターする······ 177
❶ 1型糖尿病のインスリン治療をマスターする
······内野 泰 177

付 録　インスリン製剤一覧················ 191
索 引··································· 198

Column

① 基礎インスリンの必要量は入院中と外来では
　大きく変わる！　　　　　　　　　　弘世貴久　15
② 入院して患者に何を学んでもらうか ··鴫山文華　33
③ 必見！！休日ゆっくりするための新スライディング指示
　···································弘世貴久　37
④ Mid-Mixの3回打ち ·················弘世貴久　48
⑤ 進化する持効型溶解インスリン ·······弘世貴久　52
⑥ 大いに流行ったBBTからGLP-1受容体作動薬への
　切り替えの顛末 ·····················弘世貴久　55
⑦ できれば避けたい2回打ち ···········弘世貴久　56
⑧ GLP-1受容体作動薬には長時間作用型と
　短時間作用型がある ·················弘世貴久　65
⑨ 暁現象とSomogyi効果—入院患者の深夜血糖を測らず
　に退院させるはご法度 ···············弘世貴久　74
⑩ 苦戦が続くGLP-1受容体作動薬 ······弘世貴久　77
⑪ "教育入院"とは何か？ ···············弘世貴久　80
⑫ 高齢者に多い高浸透圧高血糖症候群 ··弘世貴久　119
⑬ 食事，運動療法がやっぱり大事 ·······弘世貴久　143
⑭ キホンに戻る〜濃いインスリンは吸収が遅くなる
　···································弘世貴久　188

謹　告　編者，著者ならびに出版社は，本書に記載されている内容について最新かつ正確であるよう最善の努力をしております．しかし，薬の情報および治療法などは医学の進歩や新しい知見により変わる場合があります．薬の使用や治療に際しては，読者ご自身で十分に注意を払われることを要望いたします．　　株式会社　南江堂

基本編
血糖コントロールを目的とした入院インスリン治療～ストレスのない導入とステップダウン

I 入院でインスリン導入を始める前に
　―責任インスリン，追加・基礎インスリン使用時に気をつけること

1 入院でインスリン導入を始める前に

　インスリン導入のためにはできれば入院が望ましい．私がそう習ったのが今から30年前になります．というより，ハナから外来で導入するという考えがありませんでした．忙しい外来では，手のかかるインスリン導入は「面倒」と考えていたのが正直なところでしょう．ところが，自覚症状の少ない一般の糖尿病患者ではなかなか入院してもらえないというのも事実．では，どうすれば入院を承諾してもらえるのか？そして，どれくらいの入院日数があればよいのか？おそらくその答えは，入院の目的とゴールの設定によって変わってくると思います．

　以前はインスリン導入のために教育入院を約2週間というのが相場だったように思います．2週間仕事を休んで入院治療！ちょっと私の立場では考えられません．考えられる患者はそれでOK．難しいときにどうするかが問題です．答えは簡単．**インスリン導入のさわりだけを短期入院で行い，用量調節は外来で行えばよいのです．**インスリン導入を入院で行うメリットは，インスリン注射のテクニックなどを十分な時間をとって指導できることにあるわけですから，何も最後の最後，血糖値の正常化を確認するまで入院しなければならないわけではないのです．数日だけなら入院可能という患者は，おそらく想像以上に多いのではないでしょうか？そういう意味で，入院導入というものを今一度考え直してみましょう．

　入院で行うインスリン導入のレジメのほとんどは，basal-bolus療法か超速効型3回注射です．1日何回も何種類も使用して効果的に血糖正常化を目指すことが可能なこの方法は，確かに煩雑かもしれません．しかし，入院ならば短期集中でインスリン注射法，血糖自己測定の方法，低血糖への対処法などを覚えていただければよしとできるのではないでしょうか．

〔弘世 貴久〕

I 入院でインスリン導入を始める前に
―責任インスリン,追加・基礎インスリン使用時に気をつけること

2 これだけは押さえたい,basal-bolus療法の基本

1 basal-bolus療法(BBT)の考え方

1日3回の追加(bolus)と1～2回の基礎(basal).これを駆使して行うのが入院でのインスリン導入,すなわちbasal-bolus療法です.具体的な方法論は次章に譲りますが,この治療法を行うときに基本事項として理解しておかなければならないのは,

①責任インスリンの考え方
②追加インスリンと基礎インスリンがそれぞれ単独で効果を現しているわけでないこと

の2点でしょう.①の責任インスリンは次項で詳しく解説しますが,基本原則は,インスリン注射はこれから上昇する血糖値を抑えるために使用するのであって,すでに高くなっている血糖値を下げるという考え方ではないということです.

専門医でない医師がほぼルーチンに用いているといっても過言ではないスライディングスケールですが,食事を普通にとれる場合には全く相応しくありません.さらに,**朝注射した超速効型インスリンの効果が,基礎インスリンでどれだけ空腹時血糖値を下げられているかによって大きく変わる**ことも理解しておく必要があります.つまり②です.②を理解しやすくするために,有名な臨床研究をご紹介しましょう.

2 Treating To Target in Type 2 diabetes (4-T) Study

経口薬の効果不十分な2型糖尿病患者に外来インスリン導入を行ったスタディです[1,2].Phase 1は経口糖尿病治療薬に混合型・超速効型・持効型注射のいずれかを1剤上乗せ導入し,

1年経過の時点で各治療法によってもコントロール不良の例に対して，Phase 2でSU薬を中止し別のインスリンを追加投与，3年間追跡して経過を検討しています．

超速効型インスリンに持効型溶解インスリンを追加投与した（超速効型インスリン3回→BBT）群の低血糖発生頻度はPhase 1よりPhase 2（持効型溶解インスリンを追加後）のほうが半減しているのに，HbA1cは見事に改善しました．一方，持効型溶解インスリンで始めてBBTにした群では期間を通して低血糖が少なく，また体重増加も一番少なかったです．3年後にBBTとなった症例の解析では，持効型溶解インスリンで開始した群では超速効型インスリンで開始した群よりも総1日必要量に占める基礎インスリンの割合がはるかに多いことがわかりました．

このことは，基礎インスリンをしっかり用いることが，血糖コントロールの改善のみならず血糖の安定性，体重増加抑制にも寄与していることを示唆しています．このことから，入院中のインスリン量の調節を考える際，一般的に行うBBTではもちろん超速効型インスリンも少量から開始しますが，**最優先させるのは空腹時血糖値の正常化（＜110 mg/dL）であり，持効型溶解インスリンを超速効型インスリンに先んじて増量していくようにしています**．これまでは目先の日中の高血糖を改善しようとして超速効型インスリンをガンガン増やしていましたが，随時血糖値＜200 mg/dL程度になっていれば，こちらはゆっくり構えましょう．基礎インスリンが十分増量でき空腹時血糖値が110 mg/dL近くになってきたら，責任インスリンの考え方に従って次項のごとくしっかりと超速効型インスリンを調節してください．より効果的で安全なBBTとは，**最大量の基礎インスリンと最少量の追加インスリンを使用すること**なのです．

（弘世 貴久）

ヒトの基礎インスリン分泌と追加インスリン分泌

　健常者のインスリン分泌は，1日中分泌されている基礎インスリン分泌と，食事摂取の際に分泌される追加インスリン分泌に分けられます（図1）[3]．基礎インスリン分泌は，おもに肝糖新生やインスリン拮抗ホルモン（counterregulatory hormone）およびストレスなどに拮抗する重要な役割があります．追加インスリン分泌は，食事後のブドウ糖やアミノ酸刺激により分泌されます．インスリン療法の基本は，健常者にみられる血中インスリンの変動パターンをインスリン注射によって模倣することにあります[3]．

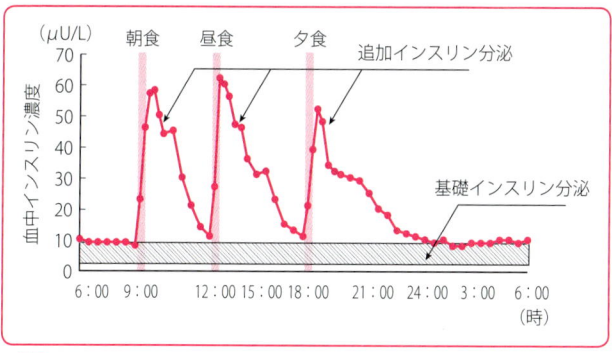

図1 生理的なインスリン分泌動態

（Polonsky KS, et al：Abnormal patterns of insulin secretion in non-insulin-dependent diabetes mellitus. N Engl J Med **318**：1231-1239, 1988 より改変）

文献

1) Holman RR, et al：Addition of biphasic, prandial, or basal insulin to oral therapy in type 2 diabetes. N Engl J Med **357**：1716-1730, 2007
2) Holman RR, et al：Three-year efficacy of complex insulin regimens in type 2 diabetes. N Engl J Med **361**：1736-1747, 2009
3) Polonsky KS, et al：Abnormal patterns of insulin secretion in non-insulin-dependent diabetes mellitus. N Engl J Med **318**：1231-1239, 1988

I 入院でインスリン導入を始める前に
―責任インスリン，追加・基礎インスリン使用時に気をつけること

3 責任インスリン，どう考える？

1 直近で投与した追加インスリンが責任インスリン！

　インスリン量の調整をするうえで，責任インスリンを理解する必要があります．責任インスリンとは，「**その血糖値にもっとも影響を及ぼしているインスリン**」のことです．インスリン投与量の変更は，この責任インスリンの増減によって行います．

　(超)速効型インスリンの場合は容易に理解できるでしょう．(超)速効型インスリンが効果を現すのが，注射直後の食後血糖値と次の食前血糖値です(**図1**)．直近に注射したインスリン量が至適量であったかどうかは，これらの血糖値をみて判断します．

2 基礎インスリン：持効型朝1回投与でも，朝食前血糖値の責任インスリンは持効型！

　インスリン依存状態患者(1型糖尿病や膵全摘後の膵性糖尿

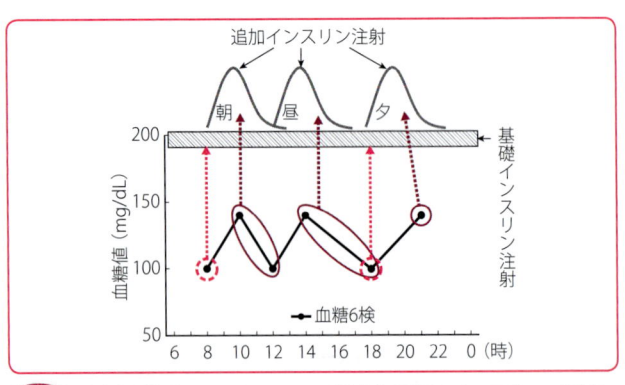

図1 血糖6検時のbasal-bolus療法時の責任インスリンの関係

病など)のなかには,何らかの理由で基礎インスリン注射を怠ると数時間後に糖尿病ケトアシドーシスに陥ってしまう症例も存在し,基礎インスリンの重要性がよく理解できます.現在使用できるおもな基礎インスリン製剤は,中間型インスリンと持効型溶解インスリンである6種類の製剤です(**表1**).

　以前は基礎インスリンとして一般的であった中間型インスリンと比べ,24時間比較的安定して効果を発揮する持効型溶解インスリンが登場したことで,基礎インスリンによる血糖コントロールの状況は変わってきました.実際のインスリン量調節のうえで,持効型溶解インスリンや中間型インスリンを就寝前投与した場合,早朝空腹時血糖値の責任インスリンは就寝前投与のインスリンであることは容易に想像できるでしょう.そして,持効型溶解インスリンを1日1回投与している場合,投与のタイミングにかかわらず朝食前血糖値の責任インスリンは持効型溶解インスリンであり,朝食前血糖値を目安に持効型溶解インスリン量を増減していきます(**図1**).

　ただし,作用時間が厳密に24時間とはいえない持効型溶解インスリン製剤もあり,**早朝空腹時血糖値の上昇が基礎インスリン量の不足によるものなのか,選択したインスリンの作用が切れてしまっていることに起因しているのかを見極める必要があります**.また,**基礎インスリン量が多すぎて早朝高血糖になることもあります**(p74 Column ⑨参照).作用時間が短いことがコントロール不良の原因であれば,作用時間の長い製剤を選

表1 現在のおもな基礎インスリン製剤

ヒトインスリン製剤	インスリンアナログ製剤	
中間型 (neutral protamine hagedorn1:NPH)	中間型 (neutral protamine lispro:NPL)	持効型
ヒューマリン®N ノボリン®N	リスプロ (ヒューマログ®N)	グラルギン(ランタス®,ランタス®XR) デテミル(レベミル®) デグルデク(トレシーバ®)

択するか，基礎インスリンの投与タイミングをずらすといった治療法の変更を検討すべきです．

3 混合型インスリンの場合

前述のとおり，基本的に測定した血糖値の直前に注射したインスリンが責任インスリンになります．1日2回注射の場合は，昼・夕食前血糖値の責任インスリンは朝注射のインスリン，就寝前・朝食前血糖値の責任インスリンは夕注射のインスリンになります（図2A）．

1日3回注射の場合，夕食前血糖値には朝注射と昼注射の中間型成分が重なり，責任インスリンの判断が一番悩ましいですが（図2B），もっとも影響を及ぼしているのは昼注射のインスリンです．実際にヒューマログ®ミックス50注の3回注射を行った場合も，それぞれの責任インスリンを超速効型と同様に考えて使用しても全く問題ありませんでした．したがって他の責任インスリンは，昼食前血糖値なら朝注射のインスリン，就寝前・朝食前血糖値なら夕注射のインスリンになります．混合

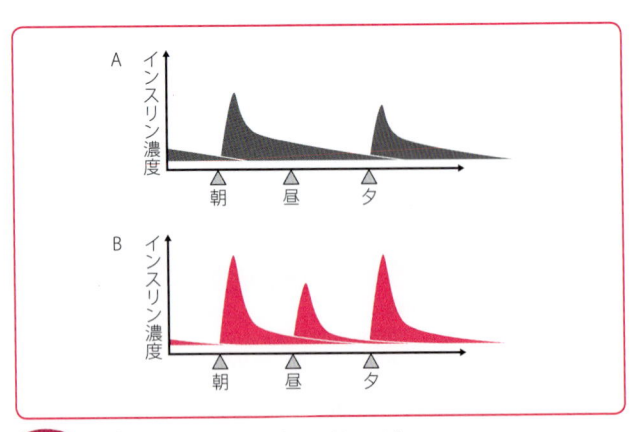

図2 混合型インスリンのインスリンパターン
A：1日2回注射，B：1日3回注射

型インスリン2回注射だけでは健常者のインスリン分泌パターンとだいぶ違うことがわかります．2型糖尿病の場合，自身の膵臓から分泌される内因性インスリン分泌も合わさって，血糖値を低下させます[1]．

（土方 麻衣）

文献
1) 日本糖尿病学会（編・著）：糖尿病治療ガイド2014-2015，文光堂，東京，p61，2014

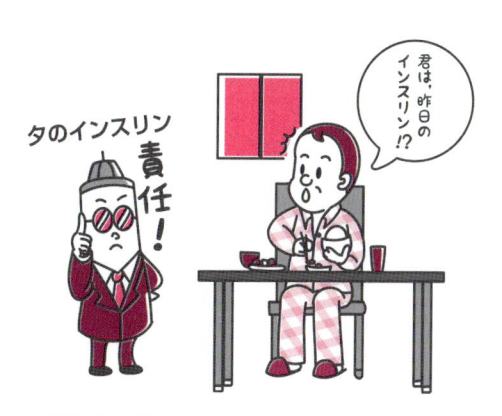

責任インスリン＝
「その血糖値にもっとも影響を及ぼしているインスリン」

Ⅰ 入院でインスリン導入を始める前に
―責任インスリン,追加・基礎インスリン使用時に気をつけること

4 追加・基礎インスリン製剤使用時に気をつけること

1 1日の血糖変動をイメージ(グラフ化)する

　入院中の血糖検査は,各食前と眠前の4検が多いので図1の色線のようになってしまい,食後の血糖上昇の程度が不明です.そこで,1日6回血糖値(1日3回の食事前後の血糖値)を測定してみると,毎食前の血糖値は食後の高血糖から数時間かけて下がってきた結果であることがわかります(図1黒線).毎日でなくても6回の血糖検査を取り入れることで,血糖変動をイメージしたインスリン量の調整が行えます.

2 食後血糖値は面で考えよう

　basal-bolus療法(BBT)では,追加インスリンとしては速効型インスリンや超速効型インスリンを,基礎インスリンとしては中間型インスリンや持効型溶解インスリンを用い,健常者のインスリン分泌パターンに近い型をつくります.この際,責任

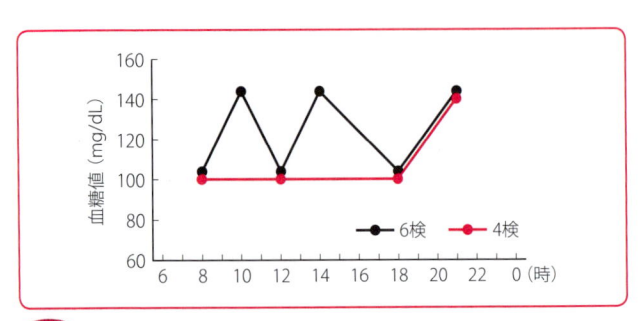

図1 食前後の血糖変動のイメージ

インスリンの考え方が重要となります.

実際の患者の血糖上昇パターンは図2のようになります.インスリンの指示を出すときには,**患者の血糖値(点)ではなく血糖変動(面)で考え,前の血糖値との差(図2の矢印)の分だけ責任インスリンを調整して平坦な面をつくるよう心掛けましょう**.

たとえば,リスプロ(ヒューマログ®)とグラルギン(ランタス®)を用いたBBTを行っている患者で,現在リスプロ(6-6-6)+グラルギン朝18単位を投与し図2のような血糖推移であったとします.空腹時血糖値は良好のため,グラルギンは同量で継続します.変動の大きい朝食後の血糖上昇を抑えるために,責任インスリンである朝食前のリスプロ増量を考えます.ここで気をつけなければいけないのは,昼食前・夕食前のリスプロ投与量です.朝食前のリスプロを増量し,リスプロ(8-6-6)で投与した場合,図3のように狙いどおり朝食後の面aが平坦化しますが,それに伴いb・cの面も下方に平行移動することを予想しなくてはいけません.夕食前・就寝前の思わぬ低血糖を避けるため,昼食前・夕食前のリスプロを減量することを考えましょう.インスリン1単位で血糖値がどのくらい下がるかは,患者の体格や肥満度,食事の量と炭水化物量などにより規定されます.個々の患者の血糖低下度を推察してインスリンの増量を決めましょう.

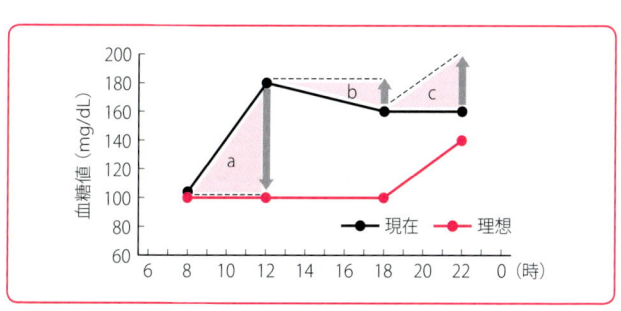

図2 1日の血糖変動と治療効果の予測(1)
血糖推移は値(点)ではなく変動(面)(a〜c)で考える.

3 まず早朝空腹時血糖値を改善

すでにp.3「I-2 これだけは押さえたい, basal-bolus療法の基本」で述べたように, BBTで重要な点は, まず空腹時血糖値を目標範囲内に下げることに主眼を置くことです. これを「fix fasting first」といいます. 図4のように持効型溶解インスリンで早朝空腹時血糖値を改善させることにより, 1日の血糖値が全体に下がり, 食後血糖値のピークも下がります.

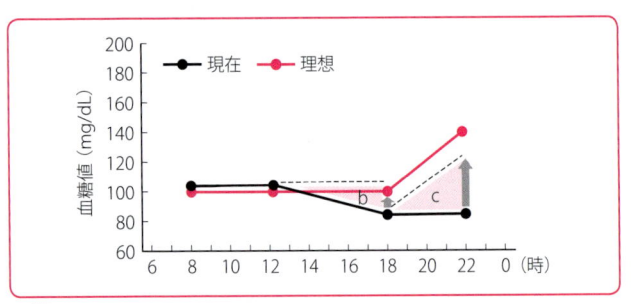

図3 昼・夕のリスプロを減量しなかった場合の血糖変動

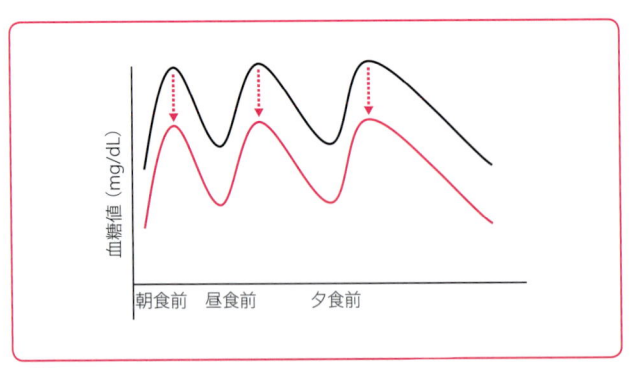

図4 1日の血糖変動と治療効果の予測(2)
基礎インスリンで早朝空腹時血糖値を下げると食後の血糖値も下がる.

4 基礎インスリン注射のタイミングは？

　基礎インスリンが中間型インスリン（NPH）だけだった頃は，その作用持続時間の点から，空腹時血糖を是正するには就寝前に投与する必要がありました．2003年にグラルギンが登場してから，当院では**持効型溶解インスリン1日1回投与の場合は，食直前の超速効型インスリンと一緒に朝食前か夕食前に打つよう**指導しています．

　おもなメリットは就寝前の打ち忘れがなくなることです．注射のタイミングが3回になることも，患者のQOL上昇に貢献するでしょう．この方法には副次的なメリットがあります．就寝前血糖が低値になった場合の，①当直医コールが減る（＝看護師の手間が減る），②当直医の何気ない「じゃあ，インスリン・スキップ！」の指示がなくなる（＝医療事故が減る），③退院後に患者が夜間低血糖を恐れて持効型溶解インスリンの用量を減らすことがなくなる，などです．グラルギンの添付文書上は，「注射時刻は朝食前又は就寝前のいずれでもよいが，毎日一定とする」とあります．ただし，グラルギンにも注射後4時間前後に小さなピークがあり夜間低血糖のリスクとなりうるので，夕食前注射の有用性を検討している報告もあります[1]．

　もちろんグラルギンの作用持続時間には個人差があるので，インスリン依存状態の患者や1型糖尿病およびグラルギンが24時間持続しない患者などではこの限りではありません．とくに朝1回注射では大きく血糖コントロールを乱してしまう可能性があります．また，すでに持効型溶解インスリンの就寝前投与に慣れ親しんでいる人を無理に変える必要もありません．

5 速効型や中間型およびデテミルなどは用量依存的に作用持続時間が延びる

　速効型インスリンと超速効型インスリンの違いは何でしょう．大きな違いは2点あります．第一は**皮下注後の効果発現時間の速さの違い**です．速効型インスリンは食前30分前に投与

が必要ですが，超速効型インスリンは食直前投与が可能です．
第二は**作用持続時間の違い**です．速効型インスリンは用量依存的に作用持続時間(tail)が延びていくのに対して，超速効型インスリンは用量を増やすとインスリンの効果は増強しますが，作用持続時間は約5時間と変わりありません．

　超速効型インスリンで注意が必要なのは，食事の間隔が5時間以上空いてしまうと(夕食前が多いです)作用時間が切れてしまい，作用しているのが基礎インスリンだけになる場合があることです．この場合，責任インスリンの判断が困難になります．超速効型インスリンと持効型溶解インスリンのBBTで食後血糖値を下げていくうちに，昼食2時間後の血糖値が100 mg/dLなのに夕食前血糖値が120 mg/dLと逆に上昇してしまう場合には，持効型溶解インスリンを増やして超速効型インスリンを減らすことが必要になるわけです．

　その他のインスリンでは，基礎インスリンの中間型やデテミル(レベミル®)なども**用量依存的に作用持続時間が延びる**とされています．

6 新しいアナログ基礎インスリンによる導入法に違いはあるか？

　2013年に上市されたインスリンデグルデク(トレシーバ®)，2015年に上市されたインスリングラルギンU300(ランタス®XR)はいずれも新しい持効型溶解インスリンですが，これらのアナログ製剤はその長い作用時間のために，逆に既存のインスリンと比較すると最大効果が出るまでに多少時間が必要となります．そのため入院の場合，用量調節にやや時間を要するので不向きではという意見もあります．ただし，これまでも入院の場合もインスリン量の調節は2～3日の血糖推移をみて判断するのが通説であり，その点では特別扱いをする必要はないかもしれません．数日でコントロールが必要という救急患者の場合は，皮下注よりもむしろ静注を用いたコントロールが必要となる場合も多いからです．

(布施友紀恵・比嘉眞理子)

文献

1) 中山ひとみ, ほか：超速効型インスリンを用いた強化療法における夕食前グラルギン注射の血糖安定化作用. 糖尿病 **52**：7-11, 2009

Column ①

基礎インスリンの必要量は入院中と外来では大きく変わる！

以前, 外来の2型糖尿病を対象とした臨床研究で, 4回注射のBBT中の患者の基礎インスリン比率を上げることがコントロールに及ぼす影響を検討しました. この研究（JUNLAN STUDY6）では, 1日のインスリン総量は同じまま基礎インスリン量を増やし, その分追加インスリンを減らすと, 血糖コントロール自体が安定し改善するという結果になりました. そのときの基礎インスリンと追加インスリンの比率が1：1だったのです. 欧米人並に多い基礎インスリンの割合に驚きましたが, 多くの先生方からちょっと懐疑的にみられたのも事実です. 慣れた入院導入を行うと, 経験的には4回の注射の比率が1：1：1：1というイメージがあったからです.

しかし, そのからくりがわかりました. この研究はすべて外来での介入だったのです. 実は研究が終わった患者がたとえば白内障手術で入院した場合, かなりの割合で基礎インスリンの必要量が減るのです. そして退院すると元に戻る. おそらく入院すると降圧薬の量, あるいは数が減らせることが多いのと同じ理由ではないかと私は思っています. 基礎インスリン量を決める因子はインスリンの枯渇度だけではありません. インスリン抵抗性を規定する食事, 運動, ストレスといった諸条件が関与するわけで, 入院は多くの場合有利に働いているようです. つまり, 基礎インスリンの必要量は患者ごとに決まったものがあるわけではないと考えてフォローする必要があるわけです.

(弘世 貴久)

1 いよいよ，インスリン導入！

　さて，インスリン導入に納得した患者がいよいよ入院してきました．しかし，患者の臨床的背景は皆一様ではありません．そこで本章では未治療の患者，あるいは経口糖尿病治療薬の前治療あり，インスリンの前治療ありなどのケースに分けて，どのように入院でインスリン療法を導入あるいは調節・変更するかを解説します．

　導入するインスリン療法は基本的にはbasal-bolus療法を用います．外来でも頑張れば可能なインスリンの導入，せっかく入院していただけるのですから，1日も無駄にしない姿勢が必要です．前章で説明したように，インスリンの調節は責任インスリンを考えて行いますが，その必要量が全くわからないときはまずスライディングスケールの指示を出します．ただし，空腹時血糖値も含めかなりの高血糖のときはこのステップはできればスキップするべきでしょう．そして，日々血糖測定を最低4検（各食前と就寝前）して，その値から必要であれば逐一インスリン指示を調節していきます．おそらくスライディングスケールは1日，最大でも2日行えば十分ではないでしょうか．

　なお，病院が休みの日でも自動的にコントロールが改善方向に向かう新スライディング指示法についてはp.37の「Column ③」をご覧ください．

（弘世 貴久）

II いよいよ,インスリン導入!

2 未治療糖尿病患者にbasal-bolus療法を導入するには?

1 いきなりBBT

　以前より高血糖を指摘されていたが放置し,著明な高血糖でなくとも空腹時血糖値≧200 mg/dL,随時血糖値≧300 mg/dL,HbA1c≧10％の患者が入院することもあります.この場合は迷わずbasal-bolus療法(BBT)を開始します.経口糖尿病治療薬の血糖値への影響を考える必要がないからです.インスリン療法開始時のインスリン用量は,実測体重当たり0.2〜0.3単位/日です.体重60 kgなら合計12〜18単位/日程度です.著明な高血糖の場合,スライディングスケール(血糖値150 mg/dL開始で,50 mg/dL刻みで2単位ずつ増量の場合)で開始してしまうと,昼食前血糖値≧350mg/dLなら8単位投与になり,思いがけず血糖降下作用が強く出ることもあります.**低血糖となるリスクがあるスライディングスケールよりも,BBTで開始するほうが安全**だとわかります.

　ただし,著明な高血糖がなく,体型も小柄だったりしてインスリン必要量がどのくらいか見当がつかない場合は,**短期間に限りスライディングスケールで開始**し,投与したインスリンに対する血糖変動を参考にしてBBTに切り替えるのもいいでしょう.

2 まずは空腹時血糖を是正する

　BBTで治療を開始する場合,前項で述べたように,基礎インスリンが血糖コントロールの改善のみならず安定にも寄与していることを思い出す必要があります.当院では4回の注射を同時に開始しますが,**できる限り空腹時血糖値の正常化**

表1 基礎インスリン調整のアルゴリズム一例

投与変更後の2日間の平均朝食前血糖値(mg/dL)	インスリン変更(単位)
〜80未満	−2
80〜110	0
110〜140	+1〜2
140〜180	+2〜4
180〜	+4〜6

（＜110 mg/dL）を優先し，持効型溶解インスリンを増量していくようにしています．基礎インスリンの調整方法の1例を表1に示します．

　初期研修医のオーダーをみていると，目先の日中の高血糖を改善しようとして超速効型インスリンを増やそうとしますが，随時血糖値＜200 mg/dL 程度であれば問題ありません．基礎インスリンが十分増量でき，空腹時血糖値が110 mg/dL 近くになってきたら次の段階です．

3 次に随時血糖を是正する

　次に，昼食前・夕食前の血糖値正常化（＜110 mg/dL）と就寝前の血糖値正常化（＜140 mg/dL）を目指し，超速効型インスリンを増減していきます．それに伴い基礎インスリンのさらなる微調整も同時に行います．**基礎インスリンをできる限り増量することで，追加インスリンは最低量で済む**からです．これでBBTの完成です．

　入院中の血糖測定は**各食前と就寝前の1日4回**施行するのが基本です．食後の血糖上昇を本当に是正できているかを確認するために，ある程度コントロールがついたところで各食後血糖値を確認することも重要です．

ここで症例を1つ…

42歳,男性.4年前に指摘されましたが未治療の2型糖尿病患者です.近医にて随時血糖値405 mg/dL,HbA1c 14.0%であり当院紹介され入院.身長173 cm,体重71 kg(BMI23.6,標準体重66 kg)と肥満なし.夕方からランタス®6単位を開始することとし,ヒューマログ®(6-4-4)-[夕]ランタス®6単位と設定.2日目の血糖値は(朝198 mg/dL-昼383 mg/dL-夕236 mg/dL-眠前340 mg/dL)でした.責任インスリンを考慮し調整を行い,6日目にはヒューマログ®(8-6-8)-[夕]ランタス®18単位で血糖値は(朝169 mg/dL-昼233 mg/dL-夕277 mg/dL-眠前257 mg/dL),12日目にはヒューマログ®(10-10-6)-[夕]ランタス®20単位まで増量し,血糖値は(朝97 mg/dL-昼131 mg/dL-夕119 mg/dL-眠前170 mg/dL)とコントロール改善を認めました(図1).

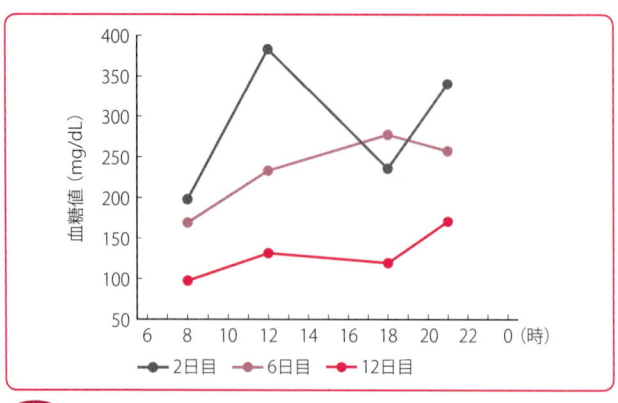

図1 提示症例の血糖変動

4 糖毒性解除

入院中の治療介入により入院10日あたりで糖毒性が解除され，必要インスリン量が減ることも経験します．この時期にこれまでどおりにインスリンを増量していくと低血糖を起こすことがあり，インスリン量の調整は慎重に行う必要があります．

また，責任インスリンを考えて朝昼夕の超速効型インスリンをそれぞれ調整していると，ごく少量まで減量できる場合もあり，その際はBBTから「Ⅲ章 糖毒性が解除されたあとにすること」のそれぞれにステップダウンしていきます．

5 持効型溶解インスリンが不要になる？

肥満症例（ただの過食が原因）や腎機能低下症例（インスリンのクリアランス低下）などでも，治療介入により持効型溶解インスリンが不要となる症例も経験します．**空腹時血糖値＜110mg/dLが維持できれば持効型溶解インスリンは不要です．**

6 混合型インスリンでインスリン導入？

入院中のインスリン導入の際に混合型インスリンで開始する施設もあると思いますが，当院では行っていません．症例によって基礎：追加インスリンの必要量が違うため，最初に投与した混合型インスリンがその症例にマッチするとは限らないからです．混合型インスリンへ切り替える場合もBBTで糖毒性を解除し，インスリン量が安定したところで切り替えます（p.44「Ⅲ-3 basal-bolus療法から混合型インスリン（Low-, Mid-, High-Mix）に切り替えるには？」参照）．

（土方 麻衣）

II いよいよ，インスリン導入！

3 経口糖尿病治療薬，GLP-1受容体作動薬使用時にbasal-bolus療法を導入するには？

1 basal-bolus療法(BBT)はいつ導入するか？

入院におけるBBT導入の目的は，多剤(3剤以上)経口糖尿病治療薬の長期使用に伴うインスリン分泌能低下による高血糖是正だけでなく，周術期血糖管理や感染症併発予防，ステロイドなどによる薬剤性高血糖是正など多岐にわたります．

経口糖尿病治療薬(食後高血糖改善薬を除く)使用中または食事療法のみの2型糖尿病患者の持続血糖モニター(CGM)のデータによれば，HbA1c≦6.5〜7％ではHbA1c＜6.5％と比べ日中の高血糖が出現し，HbA1c≦7〜8％では日中の高血糖に加え早朝空腹時血糖値が徐々に上昇してきます[1]．さらに，HbA1c≧8％になるとHbA1c＜8％に比べ夜間と空腹時血糖値がさらに高くなってきます．したがって経口糖尿病治療薬使用中でもHbA1c≧8％なら，空腹時高血糖を是正するために持効型溶解インスリンを用いた治療が必要と判断します．

SU薬の二次無効に表されるように，長期にわたる薬剤投与と慢性的な高血糖は膵機能の疲弊とインスリン分泌能低下をきたすため，**適切な時期にインスリン導入することが重要**となります．

2 入院後のBBT導入を実践しよう

a 経口糖尿病治療薬を使用しているとき

外来で複数の経口糖尿病治療薬を内服していると，実際の薬効や治療法が適切かなどの評価が困難です．よって**入院後はすべて休薬とし，BBTを導入して血糖推移を評価**しながらまずは

表1　各薬剤の作用特性と中止時の注意点

	種類	作用特性	中止したときの注意点
インスリン抵抗性改善系	ビグアナイド薬	肝臓での糖新生抑制が主、末梢組織でのインスリン感受性改善	とくになし
	チアゾリジン薬	骨格筋・肝臓・脂肪細胞でのインスリン感受性の改善	著効例では中止により急激に血糖値が悪化する ※外来では漸減する
インスリン分泌促進系	SU薬	SU受容体に結合しインスリン分泌を促進する。二次無効がある	中止後2〜3日は効果が残る
	グリニド薬	SU受容体に短時間結合しインスリン分泌を促進する	とくになし
	DPP-4阻害薬	活性型GLP-1濃度を高め、血糖低下作用を発揮	とくになし
糖吸収・排泄調節系	α-GI薬	α-グルコシダーゼの作用を阻害し、糖分の吸収を遅らせる	とくになし
	SGLT2阻害薬	近位尿細管でのブドウ糖の再吸収を抑制し、尿糖排泄を促進	とくになし
注射薬	GLP-1受容体作動薬	GLP-1受容体作動薬に結合し、血糖依存的にインスリン分泌促進作用を発揮する。short-actingとlong-actingがある	とくになし ※SU薬併用が多い

糖毒性の解除を図ります．

各薬剤の作用特性と中止時の注意点を**表1**にまとめました．**中止時に注意すべき薬剤はSU薬とチアゾリジン薬の2つです．**

SU薬は膵β細胞膜上のSU受容体に長時間結合し効果を発揮します．投与中止後も2〜3日は効果が残り，効果がなくなってくると空腹時血糖値が上昇してきます．投与中止後数日間は，基礎インスリンの開始や増量の際に注意が必要です．

チアゾリジン薬はピオグリタゾン著効例（アクトス®で体重増加が著明であった人のなかには著効例が比較的多いので要注

意)が存在し，中止により急激に血糖値が悪化することがあります．しかし，入院中は毎日血糖値をチェックし，インスリン調整で対処できるのでこの際一気に中止しても大丈夫です(外来では必ずしも中止する必要はありませんが，中止の場合には通院ごとに30 mg→15 mg→7.5 mgと漸減します)．これらの注意点を踏まえたうえで，あとはp.18「Ⅱ-2 未治療糖尿病患者にbasal-bolus療法を導入するには？」のBBT導入と同様に行います．

ⓑ GLP-1受容体作動薬を使用しているとき

GLP-1受容体作動薬は，長期使用によるGLP-1タキフィラキシーに伴い，食欲抑制作用の減弱を認めます．GLP-1受容体作動薬使用中の患者で血糖管理が不十分な場合は躊躇なく休薬とし，BBTを導入して，まずは糖毒性解除を図ります．糖毒性解除後に，GLP-1受容体作動薬再導入によって再び効果が得られることもあります．

最近では，GLP-1受容体作動薬はshort-acting(短時間作用型)とlong-acting(長時間作用型)に分類して考えられ，前者はおもに食後血糖値の改善を目的に使用され，後者はおもに空腹時血糖値の改善を目的に使用されています．

3 BBTのアルゴリズム

食後インスリン分泌障害が多いとされる日本人2型糖尿病患者において，追加インスリン効果を最大限に引き出すには，基礎インスリンを適切な十分量，躊躇なく補充することが重要であると考えられます(入院後のbasal-bolus療法のアルゴリズムは，p.19「Ⅱ-2 未治療糖尿病患者にbasal-bolus療法を導入するには？」の表1を参照)．

4 糖毒性が解除されたら

糖毒性解除後は患者ごとに病態と年齢，退院後の生活環境に

合わせ，インスリンだけに頼らず各種経口糖尿病治療薬を1剤ずつ選択して薬効を確かめながら調整します．

入院してBBTを導入することで，漫然とした高血糖状態の悪循環を断ち切り，膵インスリン分泌能を保護（内因性インスリン分泌能を改善）したり，病態に合っていない薬剤による無用な低血糖を抑止したり，あるいは無効な薬剤の中止をすることができるのです．

（金澤　憲）

文献

1) Monnier L, et al：The loss of postprandial glycemic control precedes stepwise deterioration of fasting with worsening diabetes. Diabetes Care **30**：263-269, 2007

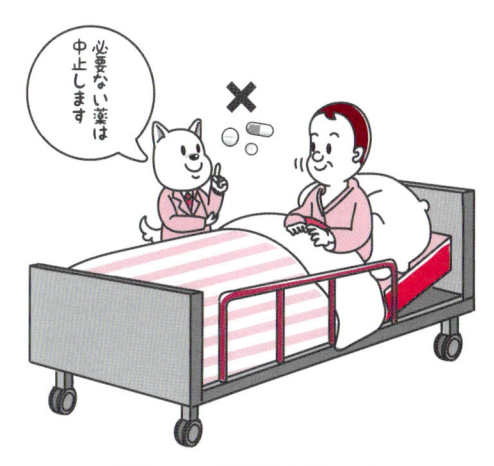

入院治療では薬剤調整を行いやすい

II いよいよ，インスリン導入！

4 混合型インスリン使用時にbasal-bolus療法に切り替えるには？

1 混合型インスリンはどういうときに使うのか

　混合型インスリンとは，速効型インスリン，もしくは超速効型インスリンと中間型インスリンがある一定の割合で混合されている製剤を指します．混合型インスリンを使用したインスリン療法は，頻回のインスリン注射が困難な症例や，basal-bolus療法（BBT）の適応とならない症例に対し，食後血糖値の上昇抑制をある程度期待しつつ，空腹時血糖もコントロールする治療となります．

　メリットとしては1種類の製剤で加療できるところにあります．旧来はLow-Mix製剤2回投与が主流でしたが，この治療の問題点は，中間型成分を含むため，早朝空腹時血糖の是正のために夕の単位数を増量すると，深夜の低血糖の確率が高くなってしまうことです[1]．また，中間型成分が一緒に投与されるため，一定の時間にインスリンが投与できない場合，たとえば生活が不規則で食事時間がまちまちな患者に対しては不向きな製剤です．一方，Mid-Mix製剤〔リスプロミックス50（ヒューマログ®ミックス50）〕の3回投与は低血糖は比較的少なく，外来治療下では多用されています．詳細なレジメは他書（弘世貴久著『もう迷わない！外来インスリン療法マスターブック～導入からステップアップまでをこの一冊で！』）に譲ります．

　現在発売中の製品は中間型インスリンと速効型ないし超速効型インスリンとの混合製剤のみですが，持効型溶解インスリンのデグルデク（トレシーバ®）と超速効型インスリンのノボラピッド®を7：3のモル比の割合で含有する配合インスリン製剤（ライゾデグ®）が発売されました．おそらく混合型はこの配合型にかなりの割合で移行するものと思われます．

4 混合型インスリン使用時にbasal-bolus療法に切り替えるには？

　混合型インスリンの2〜3回注射で早朝空腹時血糖の是正が不十分であるときは，この配合型への切り替えかBBTへの切り替えがよいと考えます．ここではBBTへの切り替えについて詳説します．

2 切り替えの実際

　混合型インスリンをBBTへ切り替えるタイミングとしては，早朝空腹時血糖値がうまく下がりきらない，各食後血糖のコントロールが難しい，低血糖が頻発するなど，混合型インスリンのみでは血糖コントロールがうまくいかない場合に考えます．

　混合型インスリンをBBTへ切り替える場合，まず考えるのは，**製剤に含まれる追加インスリンと基礎インスリンの割合**です．たとえば，ノボラピッド®30ミックスは前述のように超速効型インスリンと中間型インスリンを3：7の割合で含有していますので，ノボラピッド®30ミックスを10単位使用している場合は超速効型成分が3単位，中間型成分が7単位となります．

ⓐ 混合型インスリンの単位数が普通〜多い場合

　ノボラピッド®30ミックスを朝10-昼0-夕8単位で治療しているとします．これを追加インスリンと基礎インスリンで考えてみると，朝は追加インスリンを3単位，基礎インスリンを7単位，夕は小数点を切り捨てると，追加インスリンを2単位，基礎インスリンを5単位使用していることになります．まとめると，追加インスリンを朝3単位，昼はなし，夕は2単位使用，基礎インスリンを1日12単位使用していることになります．これをBBTへ移行する際は，基礎インスリンは安全を考慮し12単位の8割の量から開始します．流れを**図1**に示します．

　追加インスリンは朝3単位，夕2単位を追加しておいて，ノボラピッド®(3-0-2)-[朝]ランタス®10単位とします．昼は夕食前の血糖自己測定（SMBG）をみながら追加・調整して，BBTへの切り替えをしていきます．その後は責任インスリン（p.6「I-3 責任インスリン，どう考える？」参照）を考えながら，

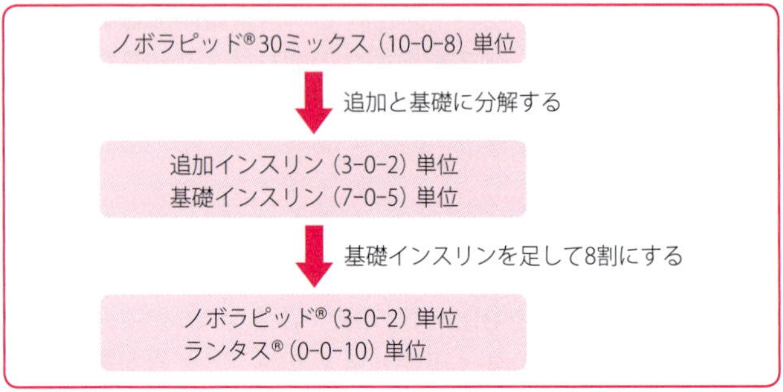

```
ノボラピッド®30ミックス (10-0-8) 単位
          ↓ 追加と基礎に分解する
追加インスリン (3-0-2) 単位
基礎インスリン (7-0-5) 単位
          ↓ 基礎インスリンを足して8割にする
ノボラピッド® (3-0-2) 単位
ランタス® (0-0-10) 単位
```

図1 混合型インスリンからBBTへ切り替える方法

全体のインスリン量を調整していきます．

ⓑ 混合型インスリンの単位数が少量の場合

　たとえば，ノボラピッド®30ミックスを朝6-昼0-夕4単位と少量使用の場合の切替方法について考えてみます．先ほどのように追加インスリン成分と基礎インスリン成分に分けて考えてみると，追加インスリン朝2単位，昼なし，夕1単位，基礎インスリン朝4単位，昼なし，夕3単位程度となります．これをみると，追加インスリンはほとんど使用していないことになります．まずは基礎インスリンを7単位の8割，5〜6単位程度と朝の追加インスリンで導入します．

　したがって，ノボラピッド®(2-0-0)-[朝]ランタス®5〜6単位で導入し，その後の毎食前，毎食後血糖値をみて責任インスリンを考え，先ほどの追加インスリンの量を参考にしながらBBTへの切り替えをしていきます．

（八木 智子）

文献

1) 弘世貴久：続・これなら簡単 今すぐできる外来インスリン導入，メディカルレビュー社，東京，p37-40，2009

II いよいよ，インスリン導入！

5 インスリン導入のために入院で何をするか？

1 入院で行うメリットは何か

　インスリン導入のためには必ずしも入院をする必要はないでしょう．時折患者から，"外来では教育ができないので，入院しないとインスリン導入はできないと言われた"という話を耳にしますが，外来でもインスリン導入を行うことは十分可能です（外来のインスリン導入に関しては，弘世貴久著『もう迷わない！外来インスリン療法マスターブック～導入からステップアップまでをこの一冊で！』[1]を参考にしてください）．

　インスリン導入の際には，自分でインスリン注射の手技ができることだけでなく，自身が使用しているインスリンの種類や作用，食事がとれないとき（シックデイ）のインスリンの投与方法，低血糖が起きたときの対応方法なども知っておく必要があります．これらの内容に加えて血糖自己測定（SMBG）手技も身につけていくわけですから，初めてインスリン導入となった患者の場合，実際に一人で行うことになると不安を感じる方も多いはずです．

　入院でインスリン導入を行うメリットとしては，**インスリン自己注射の手技を医師や看護師の見守りのもと学ぶことができ，また同時に頻回のSMBGで血糖値を確認していくことでインスリンの効果を直に実感でき，治療のために必要なインスリン量を医師の指導のもとで調節できる**ということです．

2 どのような患者が対象となるのか

　インスリン導入のために入院を検討する対象患者としては，高齢者や全身状態不良症例，術前の血糖コントロールが不十分

で手術の日程が差し迫っている症例，血糖コントロールが悪く投与中の経口糖尿病治療薬の調節が必要な症例などがあげられます．むしろ入院できるならどんな患者でもOKです．また，初回のインスリン導入でなくても，外来でインスリン導入を行ったものの手技の獲得が不十分でインスリン導入に失敗してしまった症例，混合型インスリンからbasal-bolus療法（BBT）へ変更する症例も適応となるでしょう．

3 一般的に行うインスリン導入のための指導

ⓐ 指導の方針

せっかく入院してインスリン導入のために十分な時間をとってもらうのですから，糖尿病という病気，そしてインスリン製剤についての知識を正しく身につけてもらうように指導します．

導入時の説明で患者からよく聞かれるのは，「でも，インスリンを使い始めたら一生使い続けなければならないのでしょう？」という不安の声です．しかしながら実際はそうではありません．最近では，早期にインスリン導入を行うことで膵臓の保護作用が働き，インスリン分泌能が回復すると考えられていますし，実際の外来でも，インスリン導入後に血糖コントロールが改善し，最終的にインスリンを離脱できる患者もたくさんいます．また，インスリンは妊婦や赤ちゃんにも使用できる非常に安全かつ有効な薬です．これらの内容をインスリン導入時に患者にしっかり説明し，患者にもインスリンによる治療を理解・納得してもらうことは，アドヒアランスの向上にもつながるでしょう．

ⓑ 指導の実際

入院でインスリン導入を行う場合，基本的には**BBTで治療を開始**します．血糖値が安定してきたら患者のライフスタイルに応じたインスリンの選択も必要です．退院後1日4回注射が難しいケースでは，混合型インスリンの1日2回投与や基礎イン

スリンと経口糖尿病治療薬併用のBOT（basal supported oral therapy）やライゾデグのような配合型1回注射などを検討してみてもよいでしょう．インスリンの種類や注入器の具体的な使用法は，各製薬会社がわかりやすい冊子を用意しているのでこれらを使用して説明するのも手です．

　打つタイミングは使用するインスリン製剤の種類にもよりますが，超速効型インスリンを初めて使う患者には，**"食事が目の前に用意されてから"**というポイントを十分に確認することが必要です．入院期間中は決まったタイミングに打つことが可能であっても，退院後の日常生活では打てない場合もあるので，食直前に注射ができない場合，たとえば会食などのときは無理に食前にこだわらず，食事の最中や食後すぐに注射することも可能であることを説明しておくと，多くの場合患者は大変安心します．

　持効型溶解インスリンは，食直前の超速効型インスリンと一緒に打つようにすることで注射のタイミングを合わせることも可能です．注射の際は正しく注射針が装着できるかを確認するために，空気抜き，あるいは試し打ちとして2単位空打ちを注射針装着時に行うように指導します．

　インスリンの注射部位としては，痛みが少なく吸収も速いので，できるだけ腹部に注射することを勧めています．当然，同じ部位に連続して注射しないように指導することも大切です．注射した際は針を抜くまで注入ボタンを10秒以上しっかり押し続けるようにしてもらい，液漏れを防止するようにします．

　また，シックデイのときの対応についてもしっかり説明します（p.78「Ⅳ-4 退院2週間後に外来受診するまでのアルゴリズム」参照）．

4- SMBGの意義と手技を指導しよう

　インスリン療法を行うとき，その投与量を決め，素早く低血糖を把握するためにSMBGはきわめて重要な情報を提供してくれます．入院でインスリン導入を行う場合は時間も十分にあ

るのでしっかりと指導を行い，手技を覚えてもらうようにしましょう．退院間近になって担当の看護師から「SMBG手技を一人で行ってもらうのは難しいです」という報告を聞くことのないように，SMBG開始から数日経ったあたりで患者のSMBG手技を確認するようにしましょう．一人で手技が行えない場合は，協力してもらえる家族に入院中に何度か足を運んでもらい，SMBGの意義と手技を同時に学んでもらいます．

　入院インスリン導入の場合は，基本的に毎日血糖測定を行います．通常は1日4検ですが，1度は各食後2時間も含めた1日6～7検を行い，食後血糖値を確認するようにしてください．血糖値に関しても患者に正しい知識をもってもらう必要があります．外来をしていると"血糖値120 mg/dLだと低血糖が怖いので150 mg/dLくらいがちょうどいいんです"という患者もしばしばいます．これは，インスリン導入時にしっかりとした目標血糖値の知識を身につけることができず，"低血糖は怖いものだ"というセリフを何度も聞くことで極端に低血糖を恐れてしまっているせいです．せっかくインスリン導入を行っても良好な血糖コントロールが得られないのであれば，何のために入院しインスリンを始めたのかわからなくなってしまいます．そのためにもSMBGの指導の際には，患者個々の状態にもよりますが，**目標血糖値をきちんと伝え，かつ低血糖のときの対応についてもしっかり説明し，適切な対応を行えば低血糖は怖くないということを伝えるようにしましょう．**

（嶋山 文華）

文献

1) 弘世貴久：もう迷わない！外来インスリン療法マスターブック～導入からステップアップまでをこの一冊で！，南江堂，東京，2013

Column ②

入院して患者に何を学んでもらうか

2型糖尿病の治療では,日常生活のなかでの患者自身によるセルフマネジメント(自己管理)行動が中心的な役割を担っています.そのため,糖尿病と診断されたときには入院して糖尿病について学んでもらうのがもっとも理想的ですが,発病時は症状がないため,入院を勧めても応じてくれないケースも少なくありません.糖尿病初回指摘患者のケースだけでなく,血糖コントロールが悪化した長期罹患患者のケースでも,患者のセルフマネジメント行動への介入・変容への後押しが重要なポイントとなります.糖尿病合併症が進行すると食事療法が変わったり,運動療法が制限されたりするので,できれば合併症が発症する前にこれらについて学んでもらいたいです.「糖尿病教育」は患者に糖尿病という病気について知ってもらい,患者を中心として医師・看護師・薬剤師・栄養士・臨床検査技師・理学療法士など多職種が支援を行い,患者個々のライフスタイルに応じて食事や運動などの生活習慣に介入する総合的治療です.その意味で教育という言葉は当院では使用せず,糖尿病ドックというシステムを導入しています.

糖尿病の知識を身につけるうえで重要な役割を担うのが糖尿病教室です.医師を含む多職種が患者と一緒に参加することで,お互いのコミュニケーションの場にもなっています.学習の目標として糖尿病合併症の発症や重症化の阻止も大切ですが,合併症抑制によりどのような生活を希望し,健康寿命をどのように全うするのか患者と一緒に考えることを忘れてはなりません.

糖尿病治療の基本は食事療法と運動療法です.この2つの重要性を患者に実感してもらうことが大切です.2型糖尿病では多くの場合,食事と運動による治療を3ヵ月くらい継続しても血糖値の改善をみないときに,経口血糖降下薬やインスリンなどによる薬物治療が開始されます.入院中,整えられた環境で提供される食事内容で血糖コントロールがよくても,退院した途端に血糖値が悪くなってしまうこともしばしばあるので,そういう意味では無理なカロリー制限をするの

ではなく普段の食事内容を加味し，栄養指導の際には個々の生活を想定した指導を行うことが大切です．運動療法は全身状態の良好な重症合併症のない患者に適応となるため，全身状態の評価・合併症の検索がすべて済んでから開始しましょう．高齢の患者も多いため，日常生活の範囲で行えて，かつ継続可能な内容にすることが大切です．毎日行えなくても，1週間に3日や1日おきといったように無理のない範囲で楽しんで実践してもらいます．食後1時間ぐらいで開始することで，食後血糖値の上昇を抑制する効果が期待できます．

　糖尿病の治療で大切なことは，糖尿病について学んでもらい，正しい知識を身につけ理解してもらうことで，これから先の人生を糖尿病とともに歩んでいくために大切な一歩を踏み出してもらうことです．

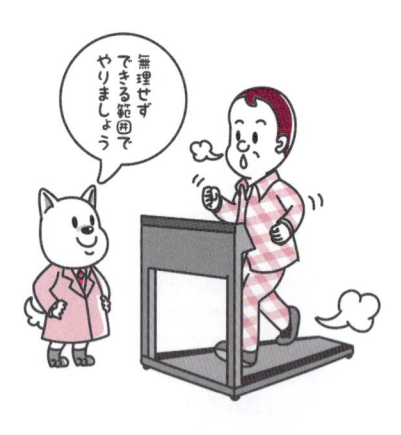

(嶋山 文華)

日常範囲で行えて，継続可能な運動が大切

II いよいよ,インスリン導入!

6 インスリンスライディングスケールの導入─著明高血糖のとき

　インスリンスライディングスケールは,医師があらかじめ血糖値に応じたインスリン量を決めておき,**インスリンを注射する直前の血糖値をもとに投与インスリン量を決定する方法**です.入院直後などで食事が普通にとれているときでも,インスリンの必要量が予測困難なときにスライディングスケールを用いることで,測定した血糖値に応じて投与インスリン量を調節することができます(**表1**).

　しかしながら,スライディングスケールはあくまで高血糖に対して必要と予測されるインスリン量を決めるまでの**一時しのぎの方法**であることを忘れてはいけません.最初に出したスケールは統一のものであっても,患者個々の状態に応じてインスリンの種類や投与量を変更していくことが大切です.スケールで経過をみて,患者の状態が安定し必要インスリン量がわかってきたら,**なるべく早く固定打ちに切り替えます**.状態が安定すれば症例により持効型溶解インスリンの1日1回注射と経口糖尿病治療薬の併用(BOT)やBOTに追加インスリンを1〜2回加えたBasal Plusへのステップダウン,経口糖尿病治療薬への切り替えも可能です.

　スライディングスケールを出しているから大丈夫と安心するのではなく,現在のスケールで注射したインスリン量でどの程度血糖値が低下しているかを適宜判断する必要があります.スケール治療を終了する際には,スケールで使用したインスリン量を参考に必要インスリン量を決定します.固定打ちに切り替えることにより,高血糖時にインスリンを打つスライディングスケールに対して,**高血糖になる前にインスリンを打つようにして高血糖にならないようにすることができるのです**.

表1 当院のスライディングスケールの一例

	血糖値(mg/dL)	インスリン量
朝・昼・夕食直前	151〜200	超速効型インスリン2単位皮下注
	201〜250	超速効型インスリン4単位皮下注
	251〜300	超速効型インスリン6単位皮下注
	301〜350未満	超速効型インスリン8単位皮下注
	350以上	超速効型インスリン10単位皮下注
就寝前	201〜250	超速効型インスリン2単位皮下注
	251〜300未満	超速効型インスリン4単位皮下注
	300以上	超速効型インスリン6単位皮下注

食直後投与．食事摂取量に応じて下記のように調節（減量）

食事摂取量	インスリン量
7割〜全量	指示量どおり
3割〜7割未満	指示量の半分
3割未満	投与中止

1 食事に応じたスライディング

　食事量が不安定な場合には，摂取量に応じたスケールという方法があります．これはシックデイのときにも有効です．食前に固定量でインスリンを打ってしまうと，食事が思ったほどとれなかったときに低血糖を起こす場合があるので，食後打ちで**食事量に応じて投与インスリン量を決定するのです**．その場合，食事量が3分の1未満でインスリン量がゼロという指示もありえますが，食べていなくても血糖値が180 mg/dL以上など高い場合には血糖値に応じてインスリンを少量打つように指示しておくことも有効です．ただしこれは，医師，看護師が十分に理解し合ったうえで行うようにしましょう．

2 著明高血糖のとき

スライディングスケールに毎回かかり，インスリンを6単位以上打つことが続く場合はスライディングスケールは早く切り上げ，basal-bolus療法へ切り替えます．

（鴨山 文華）

Column ③

必見!! 休日ゆっくりするための新スライディング指示

休みの日に病院に行かなくても，インスリンの使用量が自動的に調節されてコントロールが改善する！これは医師のQOLもよくしますよね！

私が西宮市立中央病院内科に勤務していた時代は，たった1人で多くの糖尿病入院患者（主科担当と他科のコンサルト患者）のコントロールをフォローしなければなりませんでした．何とか効率的にインスリン量を調節できないかと考えて，思いついた病棟看護師への指示方法が以下です．

増量スケール

- 昼食前血糖値が180 mg/dL以上ならば，翌日の朝食前の追加インスリンは2単位増
- 夕食前血糖値が180 mg/dL以上ならば，翌日の昼食前の追加インスリンは2単位増
- 就寝前血糖値が180 mg/dL以上ならば，翌日の夕食前の追加インスリンは2単位増
- 朝食前血糖値が180 mg/dL以上ならば，その日の寝る前の基礎インスリンは2単位増

注：1度調節したインスリン量は元に戻さずそのまま継続する．基礎インスリンの調節は，時々深夜血糖値を測り，暁現象やSomogyi効果が起こっていないかを確認する（p.74 Column ⑨）．

減量スケール

- 昼食前血糖値が80 mg/dL未満ならば，翌日の朝食前の追加インスリンは2単位減
- 夕食前血糖値が80 mg/dL未満ならば，翌日の昼食前の追加インスリンは2単位減

- 就寝前血糖値が80 mg/dL未満ならば，翌日の夕食前の追加インスリンは2単位減
- 朝食前血糖値が80 mg/dL未満ならば，その日の寝る前の基礎インスリンは2単位減

注：一度調節したインスリン量は元に戻さずそのまま継続する

　この指示はまず各食前超速効型(4-4-4)-[就寝前]基礎4単位などの少量決め打ちの指示を出したあと，運用します．要は責任インスリンの考え方をできるだけシンプルな指示に書き換えただけです．この指示の特徴は，あまり低血糖ギリギリのコントロールを求めたインスリン量にならないこと．しかし，高血糖になっているのにそのまま主治医は知らずに土日が過ぎていかないようにするのを防ぐ効果は十分にあります．もちろん，主治医ができるだけ全体状況を考えて毎日指示を出すのを基本とします．

　この指示が使えるようになると本当に楽になりました．ただし，繰り返し病棟看護師とこの指示の意味について定期的に勉強会をすることが必要です．スライディングスケールという昔からの慣習を理解している医療従事者には，すぐには理解できない場合が多いからです．安全にそして効率的に，インスリン量の調節が進むように工夫してみてください！

（弘世 貴久）

III 糖毒性が解除されたあとにすること

1 糖毒性が解除されたあとにすること

　短いインスリン導入・調節入院の間にも，食事療法の「強制的」改善と運動，そしてインスリンによる血糖改善効果が相まって，多くの患者では正常に近い血糖コントロールが得られるでしょう．そうなると，糖毒性の改善による内因性インスリン分泌の回復の結果，いったん決まったインスリン投与量も再び減少に転ずるようになります．その際にはインスリンを減量して継続するというのも一手ですが，「妥協をしない」という条件でインスリン注射の回数，種類数の減少を考えた処方替えを行うことが多々あります．

　これまで一般的だったのはbasal-bolus療法（BBT）の4回注射を混合型インスリンの2回注射に変更する手法です．この方法，昼が打てないという患者にはいかにも福音という感じで，わが国ではもっとも頻繁に用いられてきたレジメでしたが，「インスリン作用に生活を合わせる」注射法であり，入院ではうまくいっても退院すると一気に血糖コントロールが乱れたり，低血糖を頻回に起こすので当院では原則あまり使用していませんし，お勧めもしていません．ただし，比較的規則的な生活ができる高齢者には低血糖がないことを確認して使用することもあります．それ以外のインスリンレジメの変更やGLP-1受容体作動薬への変更にも，それぞれコツがありますので各論をご覧ください．

　経口糖尿病治療薬の併用に関しては，大きく分けて2つの考え方に従ってください．1つは**BBTにそのまま上乗せして併用効果を期待する場合**．これは多くの場合，インスリン投与量の減量が目的です．メトホルミンやチアゾリジン，あるいはDPP-4阻害薬がこれにあたります．結果的に投与量のみならず注射回数の減少（超速効型，あるいはすべてのインスリンが不要となる）につながることもありますがこれは結果論であっ

て，最初から切り替えすることは，時間に限りがある場合以外は慎重であるべきでしょう．もう1つはBBTの一部を経口糖尿病治療薬に置き換える場合です．置き替えをするのにピッタリなのは**超速効型インスリンの代わりのグリニド薬**です．場合によっては持効型溶解インスリンの代わりにSU薬に切り替えることがありますが，いずれも詳細は各論に譲ります．

(弘世 貴久)

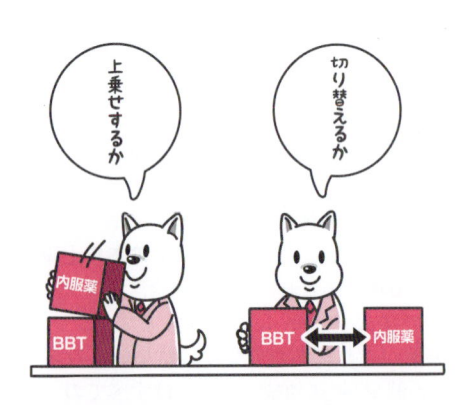

内服薬の併用は上乗せするか，切り替えるか

III 糖毒性が解除されたあとにすること

2 basal-bolus療法や Basal 2 Plusを継続するとき

　basal-bolus療法（BBT）は追加インスリン3回と基礎インスリン1〜2回の注射方法です．Basal 2 Plusは追加インスリン2回と基礎インスリン1（〜2）回の方法で，最近ではB2B（Basal 2 Bolus）ともよばれています．

1 BBTを継続する場合

　2型糖尿病でも罹病期間が長期でインスリン依存状態やそれに近い状態にあるものや，膵全摘後の膵性糖尿病および1型糖尿病はBBTの適応です．また，1回のインスリン注射量が多い場合もBBTの適応でしょう．

　現在，インスリンからの離脱や投与回数を減らすことが可能か否かを判定する確実な検査方法は存在しないため，当院では内因性インスリン分泌能の指標となる血中インスリン濃度や血中C-ペプチド（CPR），尿中CPR，グルカゴン負荷試験などを用いてインスリンからの離脱が可能か否か予測します．これらの指標で内因性インスリン分泌能が低いと判断されると，経口糖尿病治療薬では膵臓から十分なインスリンが出せないため，結果として血糖コントロールの悪化を招くことが予想されます．そのような場合は安易なインスリンからの離脱や回数の減少はせず，**BBTの継続が望まれます**．

　しかし，なかには高齢独居の患者や，整形外科的疾患が原因で自己注射が困難な患者もいます．2012年には米国糖尿病学会（ADA）/欧州糖尿病学会（EASD）より目標血糖値は患者各々の状態によって設定すべきであると表明されました[1]．**図1**[1]で左のほうに当てはまる患者は厳格に血糖コントロールをしていく必要がありますが，全身状態不良や高齢者であるなど，より右のほうに位置する患者では目標血糖値を緩やかに設定し，

高血糖管理の アプローチ	厳しい		それほど 厳しくしない
患者の治療意欲	高い		低い
低血糖や副作用のリスク	低い		高い
罹病期間	新規発症		長い
生命予後	長い		短い
併発症	ない	中等症	重症
血管合併症	ない	中等症	重症
リソース サポートシステム	利用可		制限

図1 患者各々に対する血糖値の目標設定

(Ismail-Beigi F, et al:Individualizing glycemic targets in type 2 diabetes mellitus:implications of recent clinical trials. Ann Intern Med **154**:554–559, 2011)

加療も無理のない程度に留めます.

2 Basal 2 Plusを継続する場合

　Basal 2 Plusは,BBTで加療をしていた患者のうち,1日3回の超速効型インスリンの**いずれかの必要インスリン量が少量であり,1日2回の追加インスリンのみで血糖改善が可能**であれば考えます.日中は活動性が高いこと,インスリン拮抗ホルモン〔副腎皮質ホルモンや成長ホルモン(GH)などの血糖値を上昇させるホルモン〕の影響が朝と比べて少ないことなどから,昼のインスリンは朝や夕食後のインスリンに比べて低用量になることが多いです.インスリン量が少ないことが昼のインスリンをスキップできる保障とはなりませんが,トライしてみる価

値はあるでしょう.

　昼の追加インスリンをスキップすると血糖値が上昇してしまう場合は，グリニド薬に置き換える方法があります．グリニド薬は投与直後の食後2時間血糖値を1回測定するだけで効果判定が可能なので，一度試して食後血糖が目標とする血糖値を超えるようなら無理をせずBBTに戻るべきです.

（八木 智子）

文献

1) Ismail-Beigi F, et al：Individualizing glycemic targets in type 2 diabetes mellitus：implications of recent clinical trials. Ann Intern Med **154**：554–559, 2011

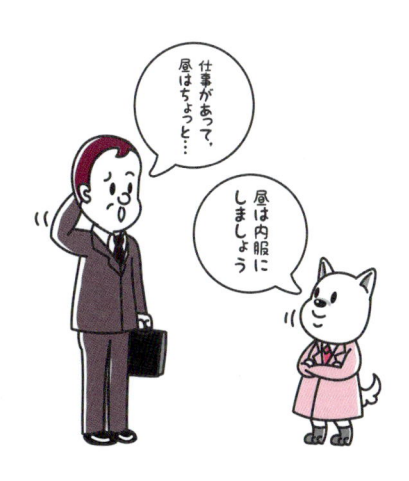

昼のインスリン注射が困難な場合，Basal 2 Plus適応となる

Ⅲ 糖毒性が解除されたあとにすること

3 basal-bolus療法から混合型インスリン(Low-, Mid-, High-Mix)に切り替えるには？

混合型インスリンにはヒトインスリン製剤の速効型と中間型（NPH）を混合した製剤と，インスリンアナログ製剤の超速効型と中間型（NPLなど）を混合したものがあります．ここでは（超）速効型の配合比率が30％程度のものをLow-Mix，50％のものをMid-Mix，70％のものをHigh-Mixとして説明します．

1 混合型インスリンへ切り替えの『技』

図1に，basal-bolus療法（BBT）（A）と二相性インスリンによる1日2回注射（B）の患者の持続血糖モニター（CGM）による

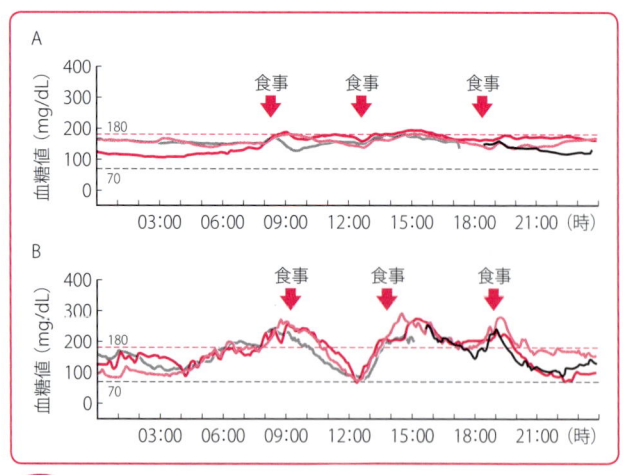

図1 CGMでみたBBT（A）と二相性インスリン（ノボラピッド®30ミックス）2回打ち（B）の血糖変動の違い

1日の血糖変動を示します．Aの患者は1日の血糖変動がなく，良好にコントロールされているのがわかります．一方，Bの患者は食後に高血糖となり，血糖変動が激しく血糖コントロールが不安定です．理想的にはBBTが勧められますが，**低血糖を避けられるのであれば混合型インスリンへ切り替えるメリット**もあります．たとえば，①注射回数が減らせる，②1種類のインスリン製剤でコントロール可能，などの点です．高齢の糖尿病患者や仕事で頻回に注射ができない患者には便利な方法です．ここではBBTから混合型インスリンへの切り替え方法を説明したいと思います．

たとえば，リスプロ(ヒューマログ®)(10-6-6)とグラルギン(ランタス®)朝18単位のBBTで糖毒性を解除できたとします．次に，注射回数を減らすために混合型インスリンへ切り替えるとしましょう．まず1日のインスリン使用量をすべて足し，1日総インスリン量を計算します(＝40単位/日)．次に総インスリン量×0.7(約70％相当量)を計算します(＝28単位/日)．

2 まず2回注射へ

低血糖が起きないように安全域を優先し，**約70％相当量に近い値で開始します**．混合型インスリンのLow-またはMid-Mixなら，まず朝・夕の2回に分けます．Low-Mixの朝：夕の比率は，ノボリン®30Rなら約2：1(＝朝18-夕10単位)，ノボラピッド®30ミックスなら約3：2(＝朝16-夕12単位)ぐらいが一般的です．Mid-Mixのヒューマログ®ミックス50なら1：1(＝朝14-夕14単位)ぐらいの分配がよいでしょう．その後は責任インスリンを考え2～3日ごとに朝と夕のインスリン量を調整します．

Low-MixとMid-Mixのどちらを選べばいいのかという規準は残念ながらありません．BBTの際に基礎インスリン比率が多い($\geq 45～50％$)場合はLow-Mixを，追加インスリンが多い場合や後述する3回注射を考える場合はMid-Mixを選ぶようにしています．

3. Mid-Mixは3回注射の場合もある

　ヒューマログ®ミックス50を朝と夕の2回注射のみでは，朝打ったインスリンが昼食後の血糖上昇を十分抑えることができない場合があります．昼食前血糖値が100 mg/dLなのに，夕食前血糖値が140 mg/dLと昼食前血糖値より高値になるような場合には，**朝のインスリン投与量の半分を昼食前に追加**します．Mid-Mixの投与配分は経験的に朝：昼：夕＝2：1：2の比率になることが多く[1, 2]，1日3回の注射で，1日4～5回の注射が必要なBBTに近い血糖変動が得られる，準強化療法とも称されています．

　図2にBBTから混合型インスリンへの切り替えの流れを示

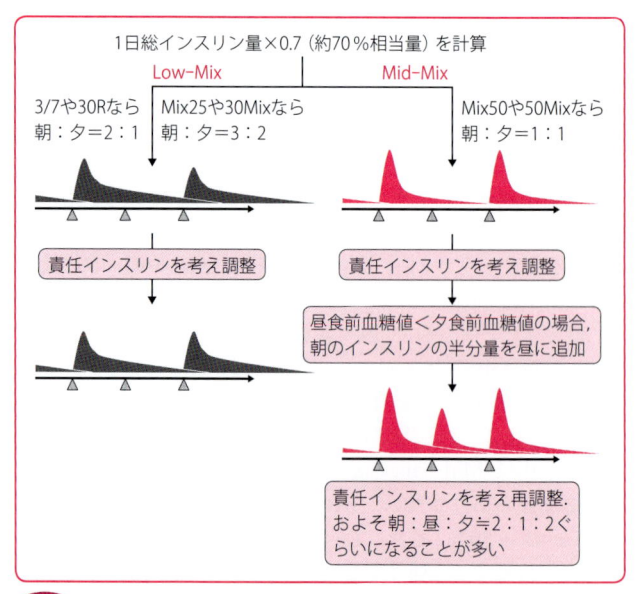

図2　混合型インスリンへの切り替えの流れ
Mid-Mixは2回ではなく最初から3回注射で切り替えることもよくある．

しました．毎日3食をきちんと摂取する場合には，この方法でうまく血糖コントロールができることも多く，外来でのインスリン療法への切り替えにも使用できます．しかし，食事時間や摂取量が不規則であったり，夜勤などで生活が不規則な患者や内因性インスリン分泌の極端な低下例では混合型インスリンではうまくいかないこともあるので，生活背景を考えたうえで使用しましょう．

4 High-Mixは厳しい

ノボラピッド®70ミックスが有効であった報告や夜間の血糖値が安定したとの報告も少数ありますが[3]，症例によると考えています．30％の基礎インスリンが混ざっていると考えるより，速効型インスリンが食直前投与可能になったと考えるのがよいでしょう．

5 切り替えてもうまくいかない場合

切り替え後に食後や就寝前あるいは夜間に低血糖が起きるなど血糖コントロールがうまくいかない場合は，**混合型インスリンを無理に続けるのではなく，迷わずBBTへ戻る**ようにします．Low-Mixを使用しても空腹時血糖が高値になる場合や低血糖が頻発する場合は，混合型インスリンは合っていないと判断できます．そのような場合にはBBTへ戻るか，次項で記述するライゾデグ®配合注へ移行するなどがよいでしょう．

（布施友紀恵・比嘉眞理子）

文献

1) 弘世貴久：もう迷わない！外来インスリン療法マスターブック～導入からステップアップまでをこの一冊で！，南江堂，東京，p36，2013
2) Yamashiro K, et al：Comparison of thrice-dairy lispro 50/50 vs

thrice-daily lispro in combination with sulfonylurea as initial insulin therapy for type 2 diabetes. J Diabetes Investig **1**：149-153, 2010
3) 松橋有紀，ほか：インスリン混合製剤1日2回投与で血糖コントロール不良の2型糖尿病に対する二相性インスリンアスパルト70 1日3回投与の有用性．PROGRESS IN MEDICINE **33**：585-588, 2013

Column ④

🌸 Mid-Mixの3回打ち

　インスリンリスプロとプロタミン懸濁インスリンリスプロを1：1の割合で混合したヒューマログ®ミックス50注を各食直前3回注射で用いるレジメは，私が外来でのインスリン導入の現場で頻用する方法です〔詳しくは本書の姉妹本である『もう迷わない！外来インスリン療法マスターブック～導入からステップアップまでをこの一冊で！』(南江堂)に説明しました〕．1種類3回の注射で準強化療法が可能なことから，著明な高血糖があって外来紹介受診されたのにどうしても入院できないという患者には非常に便利です．Low-Mixの2回注射と違い，意外に低血糖を起こすことが少ないのも魅力です．ただし，この方法を入院導入で最初に使うことはめったにありません．それは，当然この方法を用いるぐらいならばBBTを行うからです．監視下でのインスリン導入，すなわち入院導入ではできるだけ正常血糖に近いコントロールを得ることが必須ですので，準強化療法の出る幕はないのです．ただし，実際に退院するとなったときにはこの方法にステップダウンすることはあります．すべての患者がBOTやBasal Plusで何とかなるとは限らないのです．

（弘世 貴久）

III 糖毒性が解除されたあとにすること

4 basal-bolus療法からライゾデグ®配合注に切り替えるには？

 basal-bolus療法（BBT）から注射回数を減らすべく，新たに発売されるライゾデグ®を導入する方法を説明します．ライゾデグ®は，持効型溶解インスリンのデグルデク（トレシーバ®）を70％，超速効型インスリンのアスパルト（ノボラピッド®）を30％の割合で配合した配合インスリン製剤です．また，注射前の混和が不要な初めての溶解性二相性インスリン製剤です．

1- ライゾデグ®の臨床試験

 日本人2型糖尿病を対象とした試験にBOOST® JAPANがあります[1]．外来通院中で経口糖尿病治療薬使用中の患者に，ライゾデグ®かグラルギン（ランタス®）を投与し26週間比較した試験です．Basal PlusとBOTを比較したものとほぼイコールに考えられます．ライゾデグ®群（$n = 147$）はメインミールの食直前に，ランタス®群（$n = 149$）は1日1回注射に割り付けられ，朝食前血糖値が70〜90 mg/dLになるようにインスリン量が漸増されました．経口糖尿病治療薬はSU薬やDPP-4阻害薬およびグリニド薬は中止され，その他の2剤以内とされました．
 結果は（ライゾデグ®群・ランタス®群の順に），試験終了時の平均HbA1c値は7.0％対7.3％，HbA1c＜7.0％達成率は59％対40％，低血糖症を伴わないHbA1c＜7.0％達成率も43％対25％で，いずれもライゾデグ®群がよい結果でした（$P < 0.01$）．試験終了時の空腹時血糖値（103 ± 38 mg/dL対101 ± 34 mg/dL）やインスリン投与量は同様（28単位対29単位とどちらも0.41単位/kg）でした．投与のタイミングは，ライゾデグ®群では朝食前15％・昼4％・夕81％でした．
 両群の9点SMPG（血糖自己測定値）プロフィールは図1[1]のようになりました．26週時点のライゾデグ®群の夕食後の血糖

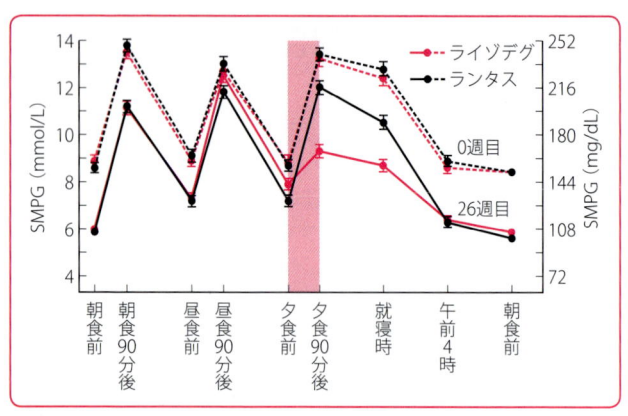

図1 ベースラインと26週の9点の平均SMPGプロフィール

データは平均値±SEで示す．ライゾデグ®の夕食後の血糖上昇は有意に低値であった（$P<0.001$）．

(Onishi Y, et al : Superior glycaemic control with once-daily insulin degludec/insulin aspart versus insulin glargine in Japanese adults with type 2 diabetes inadequately controlled with oral drugs : a randomized, controlled phase 3 trial. Diabetes Obes Metab 15 : 826, 2013)

上昇はランタス®群と比較し有意に（約57 mg/dL）低く（$P<0.001$），同様に就寝前血糖も有意に低値であったと報告されています．

2 ライゾデグ®は1回注射？

海外の成績ではライゾデグ®1日2回注射で既存の二相性2回注射に対する有効性が示されています[2]．しかし上記試験の結果をみると，平均空腹時血糖値＜110 mg/dLになっており，また配合比率から持効型溶解インスリンと超速効型インスリンに分解して考えてみても，**多くの日本人2型糖尿病患者はライゾデグ®1回注射が適すると推測されます**．1回から2回注射への切り替えの有効性や好適症例の特徴はまだ示されておらず，今後のデータ発表を待ちたいと思います．

3 ではBBTからどう切り替えるか？

 BBTから切り替える方法として，たとえばノボラピッド®(8-4-6)-[夕]ランタス®18単位で血糖コントロールが落ち着いたとします．持効型溶解インスリンと超速効型インスリンの比率で考えると，朝食時の超速効型インスリンが一番近いので朝食時にライゾデグ®投与，昼夕のノボラピッド®はそのまま継続とします．したがって，ノボラピッド®(0-4-6)-[朝]ライゾデグ®24～26単位とします．

 内因性インスリン分泌能にもよりますが，ライゾデグ®投与開始後3日間ほどはデグルデクの成分が定常状態に達せず，朝食前血糖値が高くなるかもしれません．3日目からは安定してくると考えられるので，**ライゾデグ®は3日目以降に調整します．責任インスリンを考えると，ライゾデグ®調整の血糖値のポイントは投与2時間後と早朝空腹時です．これらの血糖値をみてライゾデグ®投与量を3～4日ごとに調整していきます．**

（宮城 匡彦）

文献

1) Onishi Y, et al：Superior glycaemic control with once-daily insulin degludec/insulin aspart versus insulin glargine in Japanese adults with type 2 diabetes inadequately controlled with oral drugs：a randomized, controlled phase 3 trial. Diabetes Obes Metab **15**：826-832, 2013
2) Fulcher GR, et al：Comparison of insulin degludec/insulin aspart and biphasic insulin aspart 30 in uncontrolled, insulin-treated type 2 diabetes：a phase 3a, randomized, treat-to-target trial. Diabetes Care **37**：2084-2090, 2014

Column ⑤ 進化する持効型溶解インスリン

2003年，わが国で初めての持効型溶解インスリンであるグラルギン（ランタス®）が発売されました．それまで基礎インスリンとして汎用されていたNPHとは比較にならないフラットで長い作用時間は，糖尿病専門医に限らない外来でのインスリン導入を比較的平易としたことは明らかです．しかし，この製剤発売が10年目を迎えるのに前後して，さらにフラットで作用時間の長いインスリン，デグルデク（トレシーバ®）やグラルギンU300（ランタス®XR）が使用可能となっています．いずれもより良好な血糖コントロールをより少ない低血糖頻度で実現することが示されています．また，価格の安いバイオシミラー（生物製剤の後発品）のグラルギンも発売され，持効型溶解インスリンも戦国時代です．さらに，これまで不可能であった超速効型との配合もデグルデクを使えば可能です．アスパルトとの追加：基礎＝3：7の配合剤ライゾデグ®も，ついに上市となりました．筆者が得ている情報ですが，このインスリンは欧州では2回注射をメインに使用されそうです．しかし，その比率を考えるとわが国では1日1回注射がメインとなると予想されます．ただし，1回注射で導入して，アスパルト分画が多すぎる（たとえば朝打って昼前が下がりすぎるのに，早朝空腹時血糖値がまだ高い）場合は2回注射に分けたうえ増量調整するというパターンになるでしょう．

実は，このコラムを執筆中に大変残念な知らせが米国から入ってきました．ポリエチレングリコール（PEG）をインスリンリスプロにつけたペグリスプロが近い将来使用可能となる予定だったのですが，第三相試験の最中に開発中止となってしまったのです．PEGをつける技術により，緩徐な吸収だけでなく肝臓に優先的に作用するということが特徴で，より「生理的」と期待されていました．肝機能に対する副作用が懸念されたようです．なかなか思い通りにならないこともありますが，それでも製剤の進化は治療の進化に直結するので，この続き話を是非期待したいものです．

（弘世 貴久）

III 糖毒性が解除されたあとにすること

5 basal-bolus療法からGLP-1受容体作動薬に切り替えるには？

　basal-bolus療法（BBT）で糖毒性が解除され，内因性インスリン分泌能が保持されている場合は，低血糖を生じにくく食欲抑制効果も有するGLP-1受容体作動薬への変更も候補にあがります．ただし，GLP-1受容体作動薬は腹部症状の副作用が高確率で出現するため，少量から漸増する必要があります．つまり，入院日数に余裕があることが前提になります（原則は添付文書に従いますが，患者の状態に応じて2〜3日で適宜増減を試す場合もあります）．

　大きく分けてGLP-1受容体作動薬には，**より空腹時血糖への効果が大きい長時間作用型**（long-acting）と，**より食後血糖への効果が大きい短時間作用型**（short-acting）があります．したがって，**基礎インスリンからの切り替えであれば前者を，追加インスリンからの切り替えであれば後者を選択します**（図1

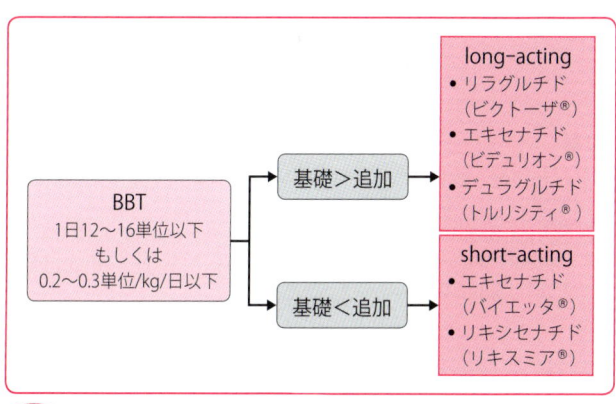

```
                            ┌─ long-acting
                            │  ・リラグルチド
                            │    （ビクトーザ®）
              ┌─ 基礎＞追加 ─┤  ・エキセナチド
              │             │    （ビデュリオン®）
BBT           │             │  ・デュラグルチド
1日12〜16単位以下 ┤             └    （トルリシティ®）
もしくは       │
0.2〜0.3単位/kg/日以下│             ┌─ short-acting
              │             │  ・エキセナチド
              └─ 基礎＜追加 ─┤    （バイエッタ®）
                            │  ・リキシセナチド
                            └    （リキスミア®）
```

図1 BBTからGLP-1受容体作動薬への切り替え時の薬剤選択の一例

およびp.55「Column ⑥」参照).

　なお,無理なくBBTからGLP-1受容体作動薬に切り替えるにあたっては,経験的にその時点のインスリン必要量が1日12〜16単位以下もしくは0.2〜0.3単位/kg/日以下であることが望ましいのですが[1],GLP-1受容体作動薬とDPP-4阻害薬に関しては,残念ながら実際に投与してみないと血糖改善や食欲抑制が得られるかわかりません.short-actingのリキスミア®などで早朝空腹時血糖値が下がりきらない場合は持効型溶解インスリンの併用で対応することもできますが,**効果が得られなかった場合は速やかにBBTに戻すか,他の治療法への変更を検討しましょう**.最近では基礎インスリンのみ残して超速効型をGLP-1受容体作動薬に切り替える手法もよく使われるようになりました(Column⑥).

　また,Savor試験にてDPP-4阻害薬(サキサグリプチン)の膵癌・膵炎発症リスクに対する安全性は示されましたが[2],2010年に上市されたばかりのインクレチン製剤に関しては,当然のことながら長期的な安全性は確立されていません.開腹手術後などイレウスのリスクがある場合はもちろん,他の禁忌や適応を確認し,とくに若年患者に対する使用にあたっては十分検討する必要があります.

(臼井 州樹)

文献

1) 臼井州樹,弘世貴久:インスリンからの離脱を考える.月刊糖尿病9月号:109-115, 2012
2) Scirica BM, et al:Saxagliptin and cardiovascular outcomes in patients with type 2 diabetes mellitus. N Engl J Med **369**:1317-1326, 2013

5 basal-bolus療法からGLP-1受容体作動薬に切り替えるには？

Column ⑥

大いに流行ったBBTからGLP-1受容体作動薬への切り替えの顛末

　この章ではBBTからGLP-1受容体作動薬への切り替え方について紹介しましたが，この切り替え法は，GLP-1受容体作動薬の発売当初かなり頻繁に行われました．実際に入院してBBTで良好なコントロールにすると，多くの症例で見事にGLP-1受容体作動薬への切り替えに成功したのです．ところが退院後数ヵ月すると，よいと思ったこの切り替え効果が減弱してしまうことが，かなりの頻度で経験されました．強力なBBTを1回の注射に切り替えるのは，どうやら限界があるようです．どうして当初はうまく切り替わるのに，しばらくすると減弱してしまうのでしょうか？ご存知のように，GLP-1受容体作動薬にはインスリンやグルカゴンの分泌に関わる作用以外に消化管の運動抑制効果が知られています．ところがこの効果，患者によっては抑制し続けると徐々に低下してしまうことが報告されています．これをタキフィラキシーとよぶそうです．つまり，インスリンやグルカゴンに対する効果がもう一歩の患者でも消化管運動ががっちり抑えられていると当初はうまくいくのですが，タキフィラキシーが生じてくると効果が減弱するというわけです．ところがいくつかのGLP-1受容体作動薬で，インスリンとの併用療法が保険適用となり少し状況が変わりました．BOTだけでは不十分なコントロールの患者にGLP-1受容体作動薬を上乗せすることにより，Basal PlusやB2Bよりも良好なコントロールが得られるといった報告も散見されるようになったのです．逆にBBTのうち基礎インスリンのみ残して追加インスリンをすべてGLP-1受容体作動薬に置き換えるという手法も試されるようになり，学会レベルの報告ではありますが，総入れ替え（すべてインスリンを離脱する）よりはだいぶん成功率が高いようです．やや脆弱だったGLP-1作動薬の効果を基礎インスリンがサポートする形がよかったのかもしれません．今後はGLP-1受容体作動薬と持効型溶解インスリンの配合剤の発売も検討されています．インスリン療法も益々奥が深くなりそうです．

（弘世 貴久）

Column ⑦

できれば避けたい2回打ち

混合型インスリンの2回注射は，朝と夕の2回でおおよそ基礎インスリンと追加インスリンをカバーできることから，その至便性が人気でわが国のインスリン市場の重要な位置を長年占めてきました．確かに，入院でインスリン導入をBBTで行い血糖値が安定してくると，患者からリクエストがないのに，まるでルーチンワークのように混合型インスリン2回打ちに変更して退院させるという時代がありました．私も長年何の疑いももたずにこの方法でインスリン導入をしていたのですが，外来導入を真面目に行うようになり，できれば避けたい方法と考えるようになりました．その理由は，

① インスリンの作用に合わせて食事時間を調整しなければならない

入院患者は定時に食事をとるのですが，退院と同時に多くの患者は社会復帰し，食事時間がまちまちになります．そうなると，入院時のように一定した血糖変動はもちろん得られません．外来で行うと，初めから上手くいかなかったのです．

② コントロールがそれほどよくならない

さまざまな論文報告で，このレジメは4回注射に匹敵するとか，BOTよりよいとか報告されていますがどうでしょうか？4回注射に匹敵するという報告のほとんどは，特殊な背景をもつ患者に対して導入されたあとのHbA1cに有意差がないということで評価されているだけで，決して非劣性が証明されているわけではありません．また，BOTと比べた場合HbA1cは有意に改善となりますが，低血糖が有意に多いため，実臨床で低血糖が起こらないように用いると両者はほとんど効果に差はつかないでしょう．そうなれば果たして余分に1回注射する意味があるでしょうか？

③ 低血糖が非常に多い

中間型インスリンとの混合である混合型インスリンの夕食前注射で翌朝の空腹時血糖値を正常範囲にもっていくには，高頻度の夜間低血糖を覚悟する必要があります．実際には，私の経験上ではそんなに夕食前のインスリンを高用量で使っているわけでもないのに，かなりの高頻度で夜間低血糖

5 basal-bolus療法からGLP-1受容体作動薬に切り替えるには？

が起こっています．

　いずれにしても，BOTやBasal Plusあるいは優れた経口糖尿病治療薬が使用可能となった今，退院前に混合型インスリン朝夕2回注射に変更することはきわめてまれな選択肢になったのです．ただし，持効型溶解インスリンと超速効型の配合型インスリン（ライゾデグ®）は，1剤でBasal Plusが可能となるなど新たな境地を開くことが考えられるので別に考えましょう（p.49「Ⅲ-4 basal-bolus療法からライゾデグ®配合注に切り替えるには？」参照）

（弘世 貴久）

III 糖毒性が解除されたあとにすること

6 basal-bolus療法に経口糖尿病治療薬を併用するとき

　入院でのbasal-bolus療法（BBT）で糖毒性が解除されたあとの経口糖尿病治療薬の役割は，①BBTとの併用によるインスリン量の減量や血糖変動の安定化，②BOTやBasal Plusへのステップダウン，③インスリン治療からの離脱といえます．本項では①のBBTとの併用によるインスリン量の減量や血糖変動の安定化に関して記します（②，③についてはp.63「Ⅲ-7 basal-bolus療法からBasal PlusやBOTへステップダウンするとき」，p.67「Ⅲ-8 basal-bolus療法から経口糖尿病治療薬に切り替えるには？」を参照）．

　糖尿病治療において，インスリン治療はもっとも確実に血糖降下作用が得られる治療手段です．さらに，BBTは生理的なインスリン動態をもっとも再現しやすく，また過不足の少ないインスリン補充が可能な治療手法です．しかしながら，退院後の実生活において食事・運動療法が不完全な状態では，血糖改善と引き換えに肥満を生じてしまいます．また，食事と追加インスリン投与タイミングのミスマッチや，食事摂取量・体動量（労作強度）変化による低血糖のリスクがないとはいえません．これらは共通して，投与するインスリン量が多いほどリスクが高まります．

　では，これらの問題点を軽減するための，経口糖尿病治療薬併用の方法を考えてみましょう（後述の内容は原則としてインスリン非依存状態の場合に限ります）．ここで大切なことは，**1剤ずつ併用効果をしっかりと確認すること**です．短い入院期間中に複数の経口糖尿病治療薬を重ねて投与すると，どの薬剤が併用効果を示しているか判断できず，不必要な薬剤の投与や過剰投与につながりかねません．例外的にグリニド薬は1回で効果判定が可能ですが，他の薬剤に関しては**特別な事情がない限り，数日は効果判定に日程を割きましょう**．図1に各経口糖

6 basal-bolus療法に経口糖尿病治療薬を併用するとき

```
┌─────────────────┬─────────────────┬──────────────┐
│ 基礎インスリン   │ 追加インスリン   │ 血糖変動の   │
│ 必要量の減少     │ 必要量の減少     │ 安定化       │
│                 │                 │              │
│ ビグアナイド薬   │                 │              │
│   チアゾリジン薬                   │              │
│          DPP-4阻害薬                              │
│              α-グルコシダーゼ阻害薬               │
│   SU薬                             │              │
│              グリニド薬                           │
│      SGLT2阻害薬                   │              │
└─────────────────┴─────────────────┴──────────────┘
```

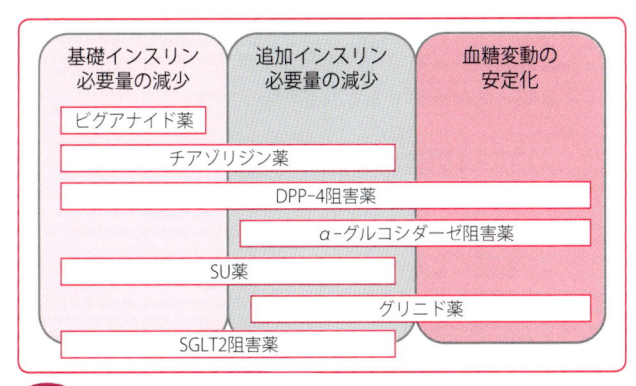

図1 BBTへの各経口糖尿病治療薬の併用効果

尿病治療薬の併用効果をまとめます．

1. インスリン抵抗性改善薬（ビグアナイド薬，チアゾリジン薬）の併用

　インスリン量の減量にあたっては，インスリン抵抗性改善薬の併用が有用です．ビグアナイド薬は肝臓での糖新生を抑制することにより早朝空腹時血糖を改善するため，基礎インスリンの減量が期待できます．併用効果は早朝空腹時血糖の改善や，それに伴い基礎インスリンが減量できたかで判断します．ビグアナイド薬は本来2型糖尿病治療では第一選択薬ともいえる薬剤であり，また単独使用においては肥満を生じない治療手段でもあるため，**禁忌や慎重投与に該当しない限りは積極的にBBTとの併用を検討してもよいでしょう．**

　また，チアゾリジン薬の併用も有効です．私たちは，ピオグリタゾン（アクトス®）の追加投与により，血糖コントロールの改善のみならずインスリン必要量や投与回数の減少も可能になることを報告しています[1]．ただし，**インスリンと併用する場合は浮腫を起こしやすいとの報告もあるので，少量からの開始がよいでしょう．**アクトス®の場合，原則15 mg/日から開始しますが，女性なら7.5 mg/日とごく少量からの開始も検討し

ます．いずれにせよインスリン分泌刺激を伴わないインスリン抵抗性改善薬は膵β細胞への負担も少なく，そのうえで投与するインスリン量を減量できる利点があります．

2 DPP-4阻害薬の併用

DPP-4阻害薬では，血糖応答性のインスリン分泌刺激と，グルカゴン抑制による空腹時および食後の血糖改善の双方が得られます．すなわち，BBTとの併用にあたっては基礎/追加インスリン双方の減量が期待できます．BOTでの結果ですが，ALOHA2試験のサブ解析ではグラルギンとDPP-4阻害薬の併用によって重症低血糖を生じずに血糖改善を得られています．ただし，GLP-1受容体作動薬と同様に，残念ながら実際に投与してみて血糖改善や食欲抑制が得られないケースもしばしばあります．いわゆるレスポンダーなのか，ノンレスポンダーなのか，依然として事前には判別が困難な薬剤ではあります．

3 α-グルコシダーゼ阻害薬（α-GI）の併用

インスリン抵抗性改善薬と同様，α-GIはインスリン分泌刺激を伴わないという利点があり，BBTとの併用では追加インスリンの減量が期待できる場合もあります．逆に，食後高かった血糖値のピークをうしろに下げた分次の食前血糖値が高くなるので，むしろ追加インスリンを増量してよりフラットな血糖変動を実現できる場合もあります．超速効型を使用している場合は，この効果が強すぎて食後低血糖をきたすことがあるので，必ず食後血糖をモニターしてください．また，低血糖の際，一般的なお菓子や飲み物（ショ糖・果糖などの多糖類）ではα-GIにより血糖上昇が遅れるため，**ブドウ糖の携帯が望ましい**ことに留意しましょう．

4 スルホニル尿素(SU)薬の併用

　当初BOTは持効型溶解インスリンとSU薬の併用がメインでした．それほどSU薬は用量に応じた強力な血糖降下作用が得られる薬剤で，基礎/追加インスリン双方の減量が期待できます．ですが，BBTとの併用では単剤使用以上に低血糖遷延のリスクを有することになります．また，高用量のSU薬使用は膵疲弊につながります．さらに，同じインスリン分泌促進薬に分類されているDPP-4阻害薬とは異なり体重増加も懸念されます．SU薬の併用は，あくまで外因性インスリンが不足した場合の補助，つまり**内因性インスリンの底上げ効果，門脈内インスリン濃度上昇**を期待して，アマリール®0.5〜1.0 mgやグリミクロン®20〜40 mgといった**少量の併用**に限りましょう．

5 SGLT2阻害薬の併用

　もっとも新しい経口糖尿病治療薬で，さまざまな副作用に対する配慮が必要な反面，2015年9月に発表されたEMPA-REGアウトカム試験にて二次予防試験で総死亡率まで有意に抑制する薬剤として注目を浴びています．インスリンとの併用効果はかなり強力で逆に外来での使用状況で重症低血糖の報告も多くありますので慎重に使用してください．内因性インスリン分泌に頼らない作用機序により膵β細胞に対する糖毒性改善作用が期待されます．効果の高い例ではインスリン総量が半分以下に減ることもあります．シックデイや術後すぐなど，経口摂取が安定しない状況では必ず中止することも忘れないでください．

6 速効型インスリン分泌促進薬(グリニド薬)の併用

　次項を参照．

〈臼井 州樹〉

文献

1) Yasunari E, et al : Efficacy of pioglitazone on glycemic control and carotid intima-media thickness in type 2 diabetes patients with inadequate insulin therapy. J Diabetes Investig **2** : 56-62, 2011

III 糖毒性が解除されたあとにすること

7 basal-bolus療法からBasal PlusやBOTへステップダウンするとき

　basal-bolus療法（BBT）によりインスリンを外因性に補充することで糖毒性が解除され，膵β細胞のインスリン分泌能が再び回復する可能性があります．

　膵β細胞機能の回復により，必要インスリン量が減少しインスリンの注射回数が減り，インスリン離脱とまではいかなくてもBasal Plus（追加インスリン1回と基礎インスリン1～2回），またはBOTへ切り替えできる症例を臨床の場ではよく経験します．

1 Basal Plusへステップダウンするとき

　BBTからステップダウンするためには，1日の必要インスリン量をいかに減量するかを考えていきます．しかし，全体的に減量ができても，どうしてもインスリン必要量が多いタイミングがあることがあります（たとえばインスリン拮抗ホルモンの影響を受ける朝や，食事量が多くなりがちな夕など）．結果，基礎インスリンと1日1回の追加インスリンで加療を継続することになります．1日2種類というと1日2回打たなくてはいけない印象ですが，基礎インスリンは毎日同じタイミングであれば1日のうちどの時間帯にも打てる薬剤なので，たとえば朝の追加インスリンと一緒に投与すれば1回（トレシーバ®は1日のうちならタイミングが変わってもOK）のタイミングで済みます．

2 グリニド薬を用いたBOT

　BBTからBOTへ切り替える際に注意すべき点は，**十分に基礎インスリンを用いて空腹時血糖を改善させているかどうかで**

```
         BBT                インスリン
          │                必要量の減量
          ▼
 禁忌がなければインスリン抵抗性改善
 薬（とくにメトホルミン）などを併用
          │
          ▼
 超速効型インスリンを1日だけ
 グリニド薬に切り替え
     │           │
     ▼           ▼
 食後血糖良好    食後血糖高値
     │           │
     ▼           ▼
    BOT       超速効型インスリンの継続
```

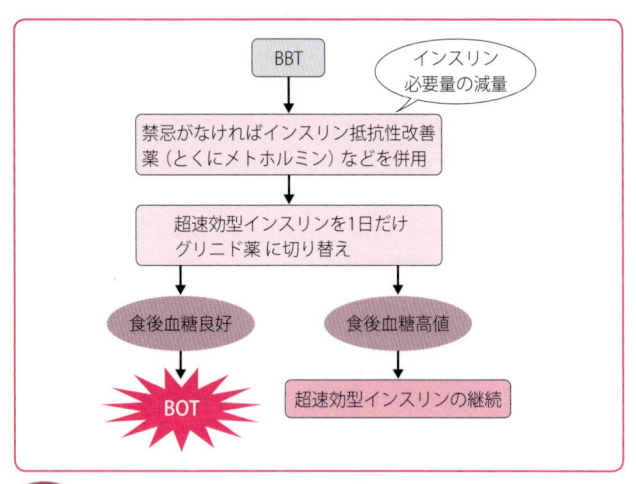

図1 グリニド薬を用いた BBT から BOT への切り替え

す．空腹時血糖が高値の場合は，内因性のインスリンや追加インスリンの効果が十分発揮されていない可能性があります．よって，基礎インスリンの補充を十分に行ったあとに，追加インスリンからの離脱を考えます．前項のように，基礎インスリンを多量に使用している場合は，まずはメトホルミンを中心にインスリン抵抗性改善薬などを使用して必要インスリン量の減量を試みます（図1）．なお，SGLT2阻害薬による必要インスリン量の減少効果が海外で報告されていますが，日本人データの集積をもう少し待ちたいと考えます．

　追加インスリンに代わる経口薬としては，インスリン分泌促進薬であるグリニド薬，DPP-4阻害薬，食後高血糖改善薬であるα-グルコシダーゼ阻害薬があります．ここでは切り替えの判断が容易なグリニド薬を用いたBOTへのステップダウンを紹介しましょう．

　超速効型インスリンが比較的少量であればグリニド薬への切り替えを試してみましょう．グリニド薬は作用の発現が早いため，置き換えを行ったその日の食後血糖値の確認ですぐに効果

判定ができ移行が容易です．追加インスリンをグリニド薬に移行する場合，成功しやすい患者の特徴として，若年者，BMIが大きい者，体重当たりの追加インスリン使用量が少ない者があげられます[1,2]．

ただし，そのような条件に合致する・しないで方針を決めるより，1日切り替えてみて，超速効型インスリン使用時と比べコントロールに遜色がなければすぐに切り替え「可」と判断できるので，まずは迷わず試してみるべきでしょう．逆に，切り替えてみて悪化するようならすぐに「あきらめる」ことができるのもよい点です．

（八木 智子）

文献

1) 弘世貴久：もう迷わない！外来インスリン療法マスターブック～導入からステップアップまでをこの一冊で！，南江堂，東京，2013
2) Kumashiro N, et al：Long-term effect of combination therapy with mitiglinide and once daily insulin glargine in patients who were successfully switched from intensive insulin therapy in short-term study. Endocr J **54**：163-166, 2007

Column ⑧

GLP-1受容体作動薬には長時間作用型と短時間作用型がある

なかなか人気が上がらないGLP-1受容体作動薬ですが，実は非常に面白い薬剤です．人気のDPP-4阻害薬と比較してみると，もっとも大きな差はその高い血中濃度がもたらす消化管への直接作用です．すなわち消化器の動きを止めることで，食べたものを吸収できなくすることです．これは裏を返せば，胃膨満感や嘔気といった消化器副作用にもつながります．ところが，この効果はずっと作用させ続けていると徐々に弱まってくるようです．GLP-1受容体作動薬が最初

は効いているのにだんだん効果が弱まるのは，恐らくこのためではないかと最近考えられています．そこで，従来の長時間作用型ではなく短時間作用型のGLP-1受容体作動薬に興味がもたれるようになってきました．1日の間に注射したGLP-1受容体作動薬の血中濃度がいったん消失することで，消化管運動抑制作用の減弱を防いでくれるからです．現在使用可能なGLP-1受容体作動薬を長時間作用型と短時間作用型に分けてみました．

	短時間作用型 GLP-1受容体作動薬	長時間作用型 GLP-1受容体作動薬
薬剤	エキセナチド	リラグルチド
	リキシセナチド	エキセナチド徐放性製剤
		デュラグルチド
半減期	2〜5時間	12時間〜数日
空腹時血糖値	わずかに低下	低下
食後血糖値	強い低下	わずかに低下
食後インスリン分泌	低下	わずかに促進
グルカゴン分泌	低下	低下
胃排出への影響	遅延	わずかに遅延
血圧	低下	低下
体重減少	1〜5 kg	2〜5 kg
悪心頻度	20〜50％	20〜40％
悪心減弱までの期間	数週間〜数ヵ月	4〜8週間以内

どちらが優れているかということは，HbA1cの低下度からはいえませんが，短時間作用型は注射後すぐの強力な食後高血糖改善作用がある点が注目されます．長時間作用型はむしろ空腹時血糖の低下により強く働くようですので，患者の血糖プロファイルに合わせて使い分けるのがよいかもしれません．

(弘世 貴久)

III 糖毒性が解除されたあとにすること

8 basal-bolus療法から経口糖尿病治療薬に切り替えるには？

1 インスリンからの離脱を考える症例

インスリンの離脱が可能かどうかの決定には第一に，**内因性インスリン分泌能が保たれていること**を判断しなくてはいけません（p.41「Ⅲ-2 basal-bolus療法やBasal 2 Plusを継続するとき」も参照）．血中C-ペプチド（CPR）や尿中CPR，またはグルカゴン負荷試験などの各種検査の結果をみて総合的に判断します（表1）．2型糖尿病患者の内因性インスリン分泌能は，診断時すでに健常者の半分になっているという報告があり[1]，罹病期間の短さも重要なポイントとなります．

内因性インスリン分泌能が保たれていることを数値で確認したら，次に注目するのは**1日の総インスリン量**です．一般的には1日インスリン量が0.1～0.3単位/kg/日程度で空腹時血糖値130 mg/dL以下，あるいは食後2時間血糖値が180 mg/dL以下の良好な血糖値を保てている症例ではインスリンからの離脱に成功しやすいと思われます．基礎インスリンのみからの離脱を考慮する場合は0.1～0.15単位/kg/日，おおむね6～8単位が目安と考えます（図1）．

表1 内因性インスリン分泌能の評価基準

	空腹時 血中CPR	尿中CPR	グルカゴン負荷試験
インスリン 依存状態	空腹時 0.5 ng/mL以下	20μg/日以下	負荷前血中CPR 0.5 ng/mL以下 負荷前後⊿CPR 1.0 ng/mL以下
健常者の内 因性インス リン分泌能	1.0 ng/mL 以上	50～100μg/日	負荷前血中CPR 1.0 ng/mL以上 負荷前後⊿CPR 2.0 ng/mL以上

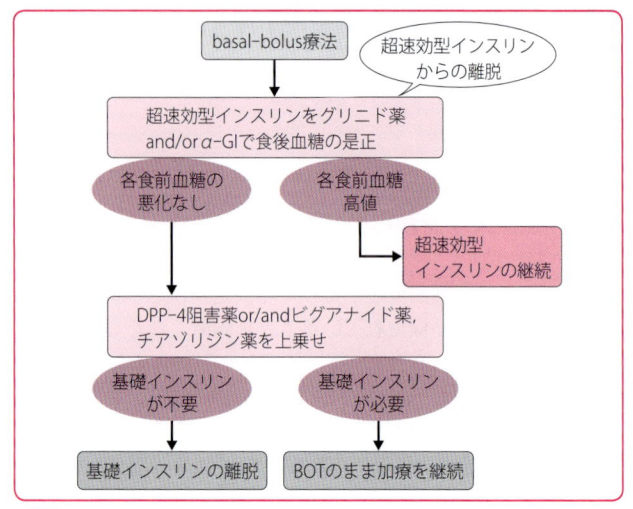

```
            ┌─────────────────┐      ╭──────────────╮
            │ basal-bolus療法 │      │ 超速効型インスリン │
            └────────┬────────┘      │ からの離脱       │
                     │                ╰──────────────╯
                     ▼
      ┌──────────────────────────────┐
      │ 超速効型インスリンをグリニド薬      │
      │ and/orα-GIで食後血糖の是正       │
      └──────────────────────────────┘
         │                    │
   各食前血糖の            各食前血糖
   悪化なし                高値
         │                    │
         │                    ▼
         │              ┌──────────────┐
         │              │ 超速効型      │
         │              │ インスリンの継続 │
         │              └──────────────┘
         ▼
   ┌──────────────────────────────┐
   │ DPP-4阻害薬or/andビグアナイド薬,│
   │ チアゾリジン薬を上乗せ          │
   └──────────────────────────────┘
      │                    │
   基礎インスリン        基礎インスリン
   が不要               が必要
      │                    │
      ▼                    ▼
  基礎インスリンの離脱   BOTのまま加療を継続
```

図1 basal-bolus療法からのインスリン離脱

　肥満がある場合は，1日のインスリン使用量が多量であっても体重減少によるインスリン感受性改善とともに必要インスリン量が減少し，インスリンから離脱できる場合があります．逆に，**やせ型でインスリン感受性が良好な場合**，少量の外因性インスリンを無駄なく利用していることがあり，このような例では上記のインスリン量でもインスリンから離脱すると急に血糖上昇してしまうことがありますので注意が必要です．

　理論的にはこれらの症例でインスリンからの離脱と経口糖尿病治療薬への切り替えを考えますが，あくまで参考ですのでインスリンの継続を念頭に置いてチャレンジします．よくあるパターンとしては，入院下でbasal-bolus療法（BBT）から経口糖尿病治療薬に切り替えて無事退院となったとします．入院中は理想的な食事内容・食事時間になりますが，退院後は夜遅い食事や付き合いで，入院中とは全く異なる食生活となるパターンです．そのため，退院後の外来ではあっという間に元通りとい

うこともよくみられます．**経口糖尿病治療薬に切り替えても，いつでもインスリンの使用ができるよう，患者をインスリン嫌いにしないような指導**が日々の診療でも重要です．

2 どのように切り替えるか

BBTから経口糖尿病治療薬に変更する際は，いきなり追加インスリンと基礎インスリンの2剤ともやめるのではなく，**片方ずつ経口糖尿病治療薬へ置き換え**ていきます．まずはインスリン抵抗性改善薬を追加し，1日の総インスリン量の減量をします（p.63「Ⅲ-7 basal-bolus療法からBasal PlusやBOTへステップダウンするとき」参照）．

次に**追加インスリンからの離脱をし，BOTに切り替え**ます．追加インスリンの切り替えとしては，効果判定がすぐにできることからグリニド薬への切り替えが容易です（p.63「Ⅲ-7」参照）．

BOTにしたところで，次に**基礎インスリンからの離脱**を考えます．今まではSU薬に変更するのが一般的でしたが，作用持続時間が長いことによる遷延性低血糖のリスク，長期投与による膵β細胞の高度の疲弊による内因性分泌能低下を惹起することから近年ではあまり好まれません．そこでDPP-4阻害薬を使用し，グルカゴン分泌の抑制効果を期待します．DPP-4阻害薬を上乗せし，結果的に基礎インスリンが不要となれば離脱成功となります．

（八木 智子）

文献

1) Weyer C, et al：The natural history of insulin secretory dysfunction and insulin resistance in the pathogenesis of type 2 diabetes mellitus. J Clin Invest **104**：787-794, 1999

IV 退院にまつわるエトセトラ〜食後血糖チェック，夜間，退院時指導，次の外来までのアルゴリズム

1 退院にまつわるエトセトラ

　インスリン導入が入院により滞りなく行われると，いよいよ退院です．もちろん，入院中に血糖値が目標ラインまで到達していることが退院の必須条件ではありません．1週間だけ入院して注射法や血糖自己測定（SMBG）の方法を学び，外来でインスリン量の調整をすることも可能です．

　仮にめでたくコントロールも改善して退院可能となった場合，いくつかの留意事項があります．まず，**食後血糖や深夜血糖の状況をチェック**すること．そしてもっとも重要なのは，多くの場合**退院を契機に患者の生活が著しく変化することを見越して，それに対応するための説明をする**ことです．入院中は決められた時間に決められた量の食事がいわば強制的に出てくるわけですが，退院するとそういうわけにはいかないことがほとんどです．

　では，何が変わるのでしょうか？食事の時間，量，内容が変わります．さらに運動量は患者によって上がる場合と下がる場合があるでしょう．加えて，社会に戻ればストレスもあります．そのため，退院後の生活変化について十分聞き取りをすることが肝要です．

　とくに問題になるのは，血糖値が下がりすぎる可能性がある場合です．たとえば朝食を入院しているときのようにとらないことはよくあります．通勤が結構な運動になる人もいるでしょう．また，退院後に糖毒性がさらに解除され，低血糖を頻繁に起こすこともあるかもしれません．そのときのインスリン量の減量・調節法をきめ細かく指導しておく必要があります．退院後すぐの食事療法の乱れによる血糖悪化に対してインスリンの増量を闇雲に指示するのは，体重増加につながる可能性があるので基本的には勧めないようにしています．**入院中と外来フォロー，そのギャップを常に頭に置いておくこと**が入院導入でもっとも大事なポイントといってもよいかもしれません．

（弘世 貴久）

IV　退院にまつわるエトセトラ〜食後血糖チェック，夜間，退院時指導，次の外来までのアルゴリズム

2　退院前には食後血糖値のチェックを！

　入院中に行う血糖測定は，多くの施設で各食前＋就寝前が標準と思われます．2001年に超速効型インスリンが発売されるまで，食前インスリンには速効型インスリンが用いられており，効果が5〜8時間程度持続するため，次の食前血糖値を確認して責任インスリンとして調整していました．しかし現在，追加インスリンには効果発現と最大作用時間への到達がより速く，持続時間が3〜5時間と短い超速効型インスリンが標準的に用いられています．つまり，食後血糖への介入がより可能となっており，一方で過不足のない調整を行うためには，**食前血糖値のみではなく食後血糖値を測定する必要があります．**

1- なぜ食前だけでなく食後血糖値の測定が必要なのか

　速効型インスリンを用いていた当時でも，退院前には各食後を含めた血糖日内変動を確認していました．超速効型インスリンを用いる場合，血糖測定の際の穿刺痛を考えると頻回には行えませんが，退院前のみならず日々の調整にも食後血糖値の確認が時々必要です．たとえば糖尿病性胃腸障害（胃排泄障害）やα-グルコシダーゼ阻害薬（α-GI）併用時などは食後血糖のピークが遅れるため，**次の食前血糖値のみで判断して超速効型インスリンを増量していくと，食後に低血糖を生じてしまうこともある**のでとくに注意しましょう．また，最近はBOTに置き換わってきましたが，混合型インスリンの朝夕2回投与という場合も**空腹時血糖値の確認のみでは食後高血糖や低血糖を見逃してしまう可能性がある**ため，食後血糖値の確認が必要です．

　糖尿病治療の最終的な目標は健常者と同等の生活の質と寿命の確保ですが，中間目標として合併症の発症・進展阻止があります．とくに動脈硬化性疾患に関しては，食後高血糖や血糖変

動が心血管イベントの独立した危険因子である可能性が指摘されています．多くはブドウ糖負荷後高血糖での報告であり，必ずしも食後高血糖と同等ではないかもしれません．しかし，通常の糖尿病治療にアカルボースを加えた研究のメタ解析であるMeRIA7では，アカルボース追加群で非投与群に比して心筋梗塞発症が有意に抑制されました[1]．一般的な血糖コントロール目的での入院であれば，まずbasal-bolus療法（BBT）で糖毒性を解除し，以降は「Ⅲ章 糖毒性が解除されたあとにすること」にあるように退院に向けてBBTやBOTを含めて何らかの形でインスリンを継続して用いていくか，あるいはGLP-1受容体作動薬もしくは経口血糖降下薬に切り替えていくことになりますが，いずれにせよ空腹時血糖値のみではなく，退院前には確実に食後血糖値も確認しましょう．

2 深夜の低血糖が疑わしい場合

深夜の低血糖の有無に関しても注意が必要です．とくに持効型溶解インスリンや中間型インスリン（混合型インスリン含む），あるいはSU薬を用いている場合に早朝空腹時血糖が若干高値であった場合は，深夜に低血糖を生じ，インスリン拮抗ホルモンが動員されて血糖上昇を生じる，いわゆるSomogyi効果（次ページColumn⑨参照）の場合があります．**疑わしい場合は，退院前に深夜3時〔できれば0時・3時・6時（早朝空腹時）〕にも血糖値を確認しておきましょう．**

（臼井 州樹）

文献

1) Hanefeld M, et al：Acarbose reduces the risk for myocardial infarction in type 2 diabetic patients：meta-analysis of seven long-term studies. Eur Heart J **25**：10-18, 2004

Column ⑨

暁現象とSomogyi効果
—入院患者の深夜血糖を測らずに退院させるはご法度

責任インスリンの考えに従い4回注射の量をそれぞれ着々と増やしていき,良好なコントロールを目指すときに必ず注意しなければならないのが夜間低血糖です.中間型インスリンしかなかった時代は,とくに注意が必要でした.注射の6〜7時間後にピークがあるからです.持効型溶解インスリンが基礎インスリンの主体を占めるようになって,少しそのあたりに対する認識が甘くなっているように思います.朝食前の血糖値だけをみて基礎インスリン量を決めることに問題がある,という意味で有名なものに暁現象とSomogyi効果があります.作用ピークの少ないといわれている持効型溶解インスリンでさえ,夕食前や眠前に注射して朝の血糖値が高くても,実は夜間の血糖値は正常だったり,低血糖だったりするのです.

暁現象はその名のとおり,暁の時間帯に成長ホルモンの上昇があり,急に明け方に血糖値が上昇する現象です.朝が高いからといって基礎インスリン量を増やすと,深夜低血糖をきたしてしまいます.Somogyi効果はやはり朝食前血糖値が高いのですが,実は深夜に低血糖を起こし,そこで分泌されたインスリン拮抗ホルモン(アドレナリンやグルココルチコイド,グルカゴンなど)の効果が逆に朝の高血糖を起こしている状況です.ここで早朝血糖値だけみて基礎インスリンを増量すると,さらにひどい夜間低血糖を誘発し,きわめて危険です.最低でも血糖値が安定してきたら退院前に就寝前,午前3時,早朝空腹時の3連続血糖測定をして,これらの現象が起こっていないことを確認する必要があります.

(弘世 貴久)

IV 退院にまつわるエトセトラ〜食後血糖チェック，夜間，退院時指導，次の外来までのアルゴリズム

3 退院時指導はこうする

　入院中は理想的な生活環境下で良好な血糖コントロールが得られても，退院後に普段の生活に戻ると同様のコントロールが得られないこともあり，患者自身の自己管理不良がその1つの要因となっています．そのため，患者の生活習慣を把握したうえでの退院時指導が欠かせません．退院後の治療を成功させるために，退院の目途がついたところであえて1泊2日程度外泊してもらい，退院後の生活のシミュレーションを行って血糖値の推移をみることも有効です．

　退院時指導の際には，家族など生活習慣に重要な役割を果たしている人物にも同席してもらい，十分な指導と話し合いを行います．**入院中の経過と現在の糖尿病の状態や合併症の進行具合，そしてこれからの治療**について説明します．食事内容や運動療法の内容については，家族の協力・理解なしには実行は難しいでしょう．また，薬剤管理についても説明し，高齢者で独居や認知症などがある場合は介護者へ十分な指導を行っておくことが重要です．

1 食事療法・運動療法について

　入院期間中は計算されたカロリーの食事が提供されますが，退院してからの食事で入院時と同じようなメニューを365日継続することは難しいでしょう．**退院後の食事内容について患者本人はもちろん，食事を作る人や一緒に食事をとる家族にも知ってもらうことが大切です．**

　運動療法は，日常生活のなかで無理なく続けることができる内容を指導します．入院期間中は運動療法を行う時間があっても，退院して日常生活に戻った際に十分な時間が確保できる人は少ないのではないでしょうか．退院後はなるべく車を移動手

段として使わないようにしたり，エレベーターやエスカレーターではなく階段を使うようにするといった**生活のなかでできることを一緒に考え指導していく**ことが必要です．

2 インスリン療法について

　インスリンなどの治療薬の調節も，退院後の食事・運動量を考慮して行う必要があります．入院中は十分な糖毒性の解除や他疾患の治療効果を高めるために正常血糖値近くまで改善を目指しますが，退院日近くになって糖毒性が解除されたことによりインスリン量を減量する場合があります．

　まず，退院までの間に患者に**血糖自己測定（SMBG）手技**を身につけてもらいます．退院後から次回受診までの間，自己血糖記録ノートをしっかりと書いてくるように指導しましょう．血糖測定のタイミングとして，1日2検の場合は毎日のように朝・夕だけ測定するのではなく，ある日は朝と昼，次の日は昼と夕，その次の日は夕と就寝前といったようにランダムに行ってもらい，1日の血糖値の推移がわかるようにします．

　低血糖時の対応法についてもしっかりと説明を行います．シックデイ時の指示は，**食事量に応じて追加インスリン量を減量し食後打ち**とします．基礎インスリンは継続して打つように指示しますが，**低血糖が続くようならば基礎インスリンを1～2割程度減量してもよい**と患者に伝えておくことが大切です．詳しくは次項で述べます．

（鴫山 文華）

Column ⑩

苦戦が続く GLP-1 受容体作動薬

　インスリンに続く糖尿病治療薬として2010年，鳴り物入りで登場したGLP-1受容体作動薬は，期待とは裏腹に市場での評価は芳しいものとはいえません．なぜでしょうか？もちろん注射製剤ということですから，インスリンと同様敷居が高いのかもしれませんが，それだけが理由ではないと思います．実際，この薬が発売された当初は「食欲が落ちる」「やせる」といった評判で，自分から希望する患者もいたのです．注射といえばインスリンという暗いイメージがあったものを，この評判で注射を受け入れやすい空気が生まれるのではないかとも思いました．しかし，現在のような評価に至ってしまった理由はどこにあるのでしょうか？考えられる理由はいくつかあります．

① 注射剤である．
② 当初は専門医によりインスリンからの切り替え治療として使用されるケースが圧倒的に多く，このような症例は最初にうまくいっても長持ちしない例が多いことが経験的にわかってきた．要はかなり病期の進んだ患者を中心に使用されてしまったことが，効果に対する過小評価の原因かもしれない．
③ 同じ時期に発売された経口のインクレチン薬，DPP-4阻害薬に当初の予想をはるかに超える効果があったため，GLP-1受容体作動薬の出番がなくなった．
④ 当初，併用薬が保険適用上厳しく制限されており，実際の処方シーンにそぐわない状況にあった．
⑤ 世の中の医療費に対する関心が高まるなか，もっとも高価な薬であったため．

　一部のGLP-1受容体作動薬では保険適用範囲もようやく広がってきています．インスリンとの配合薬の開発も海外では進んでいます．再度，この薬剤の立ち位置を確認するデータが必要です．

〈弘世 貴久〉

Ⅳ 退院にまつわるエトセトラ〜食後血糖チェック,夜間,退院時指導,次の外来までのアルゴリズム

4 退院2週間後に外来受診するまでのアルゴリズム

1 低血糖時の対応について指導しておく

インスリン注射で治療を行っている患者の退院時の指導としてもっとも重要なのは,低血糖時の対応についてです.入院期間中にインスリンによる加療をしっかり行ったことで糖毒性が解除され,インスリンが効きすぎて退院後に低血糖を繰り返してしまうケースは少なくありません.そのためにも低血糖症状(強い空腹感,冷や汗,振戦,動悸など)には十分注意を呼びかけ,体調がおかしいな,と感じたときには可能な限り血糖自己測定(SMBG)を行うように指示し,**血糖値が70 mg/dL以下の場合や,低血糖症状が強く測定に余裕のないときは直ちに糖分を摂取するように指導**しましょう.

低血糖を繰り返すようであれば,投与インスリン量の調節が必要です.責任インスリンの考え方に基づき,低血糖が起きた直前の投与インスリン量を減量または中止するようにします.インスリン調節量の目安としては,**食前血糖値が70 mg/dL未満または食後2時間血糖値が100 mg/dL未満のときは,もっとも影響を及ぼしているインスリンの投与量を1〜2割程度減量**します.どの程度減量すればよいかわからないときや困ったときは,いつでも通院先に相談するよう伝えておくことも重要です.

逆に,退院後に血糖コントロールが悪くなってしまう症例もなかにはあります.退院後,高血糖が続く場合もなるべく早く医療機関に相談するように指導しましょう.

2 シックデイ時の対応について指導しておく

低血糖に対する対応と同じくらい重要なのがシックデイ時の

対応です．シックデイ時の対応についてもしっかりと患者と家族に伝え，理解してもらうことが大切です．

風邪や胃腸炎など体調不良の際は速やかに医療機関を受診するよう指導し，食事がとれない場合でも**水分補給は十分行う**ようにします．水分補給はお茶か水で行うようにしてもらいましょう．

シックデイ時のインスリン投与法として，食事が3分の2以上摂取できれば**インスリンは全量投与**してもらって大丈夫ですが，食事摂取量が3分の2未満になるようであれば**インスリン量は半量に減量**して投与してもらいます．食事が全くとれないような場合は**直ちに医療機関を受診**するように指導します．ただし，食事摂取量については実際に食べてみないとわからないこともありますので，そのような場合，超速効型インスリンは**食直後打ち**にしてもらっても構いません．

持効型溶解インスリンの投与法は超速効型インスリンとは異なります．持効型溶解インスリンの投与を中止してしまうと，基礎インスリンが足りず急性代謝障害を起こしてしまう危険があるので，**シックデイ時でも持効型溶解インスリンは基本的に同量で継続**してもらうようにします．あまりにも朝の空腹時血糖値が低くなるようであれば，持効型溶解インスリンの減量を考慮します．

3 退院してから次回外来受診するまでが重要

糖尿病患者にとっては入院を終え退院してからが治療の本当のスタートです．入院中の整えられた生活環境から一転，日々変化のある食事・環境における生活が始まります．退院してから次回の外来受診までの期間は，患者が入院で学んだことをどれだけ実生活で実践できるかを確認してもらう期間と考えます．また，期間中の治療内容が本当にその患者のライフスタイルに対応した内容であったかを確認できるので，退院後のフォローは非常に重要となります．

退院後の最初の受診は2週間以内が目安となります．私たち

は多くの患者で退院後2週間経った頃に外来受診してもらい，患者の全身状態や血糖コントロール状況に応じて，適宜，インスリン投与量を調節するようにしています．

(鴫山 文華)

Column ⑪

"教育入院"とは何か？

　本書をお読みになって気づかれた方もいたかもしれませんが，本書では「教育入院」という言葉をできるだけ使わないようにしました．米国ならびに欧州糖尿病学会の出した2012年の声明に，「Patient Centered Approach（患者中心主義）」というものがあります．一言で表現すると，あらゆる治療の決定者，評価者は患者であるということです．教育という言葉は医師が上から目線である印象を与え，以前から私も違和感をもっていましたが，教育してあげるというより学習していただくという患者中心の表現が必要でしょう．私たち東邦大学医療センター大森病院ではこの「教育入院」という言葉を2014年12月より廃して，「糖尿病ドック」と改めました．「学習入院」の始まりです！

(弘世 貴久)

応用編

これであなたも
入院インスリンマスター
〜特殊病態における治療の実践

V ブドウ糖(グルコース)入り輸液をマスターする

1 ブドウ糖(グルコース)入り輸液をマスターする

　入院患者へのインスリン療法は何もインスリン導入や調節だけが目的とは限りません．むしろ，それ以外でインスリン療法を必要とするケースのほうが多いかもしれません．とくに術前術後，周術期を含めた絶食を必要とする際や急性合併症の際は，皮下注ではなく点滴内注入(点内注)あるいは持続静脈インスリン注入療法(CVII)といった投与法を使います．

　急性期合併症や周術期についての詳細はⅥ章，Ⅶ章に譲るとして，インスリンの静脈内投与量調節の原則は皮下注射法と同様です．すなわち，**これまで静脈内投与してきたインスリン量の結果が現在の血糖値に反映されている**という点です．現在の血糖値に合わせて単位数を変えるスライディングスケールのようにインスリン量を増減することは，血糖値が安定しないばかりか低血糖の危険も招いてしまいます．いわんや，ブドウ糖(グルコース)入り輸液で上昇した血糖値を皮下注のスライディングスケールでコントロールするのは勧められません．もちろん，あまり血糖上昇しなかった場合はまれに血糖値が高めのときだけスケールを使うのはありですが，高カロリー輸液の場合などはご法度です．

　インスリンの静脈内投与は結果がすぐに出る反面，入れすぎるとすぐに重症低血糖になるのではないかという危惧が，おもに専門ではない先生の間にあるように感じます．しかし，輸液内のグルコース10 gに対し速効型インスリン1単位の割合で始めれば，まるで下がらないということはあってもひどい低血糖になることはまずありません．点内注すればグルコースとインスリンが必ず同じ割合で静注されるので，点滴漏れなどでも大丈夫です．むしろグルコース抜き点滴のほうが血糖値は不安定になりますし(後述)，肝臓に負担がかかるという意見もあります．

　以上より多くの先生方にこのグルコースとインスリンの混注

を入院インスリン療法の基本としてマスターしていただき，できるだけ多用していただきたいと思います．後に詳説するCVIIはとても便利で高血糖に迅速に対応できる手法ですが，糖尿病をよくみていない病棟，すなわち看護師がこの手技に慣れていない部署では要注意です．グルコースの入った本管が点滴漏れや詰まりを起こしてグルコースが注入されていないのに，インスリンだけが静注されるリスクがあるからです．まずは点内注についてしっかりマスターしてください．

(弘世 貴久)

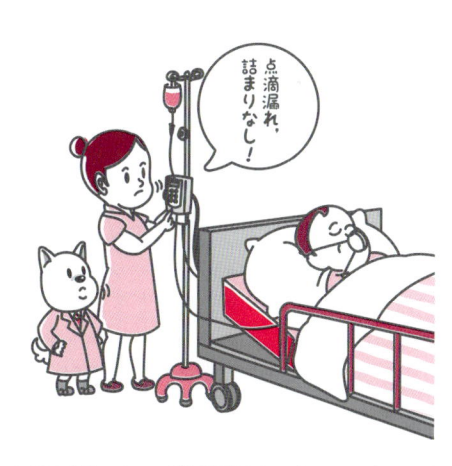

まずは病棟スタッフが混注法をしっかりマスターする

V　ブドウ糖（グルコース）入り輸液をマスターする

2　食止め・末梢輸液時のインスリン療法（点内注）の基本

1　食止め時には栄養や水分の補充が必要

　入院中には検査や周術期，全身状態不良などで食止めとなることがあります．食事療法でのカロリー制限とは異なり，食止めは栄養管理上望ましいことではありません．糖尿病であっても，やむをえない理由で食止めとなるときは，最低限の栄養や水分を輸液で補う必要があります．

　人工膵臓を用いたわが国の検討で，周術期に糖質を入れておかないとインスリン抵抗性を示すことがわかっています．

2　食止め時の輸液によるグルコース補充量

　1日のグルコース必要量として脳が消費する120ｇ程度は補うべきで[1]，不足すれば脂肪や筋蛋白の異化が亢進します．目安として，5％ブドウ糖液500 mLなら4本でグルコース100ｇ，7.5％ブドウ糖液500 mLなら3本でグルコース117.5ｇの投与となり，長期絶食でケトン体が上昇してくるような状況では高カロリー輸液を用いて200ｇ程度まで投与量を増量します．

3　食止め時のインスリン投与法（図1）

　入院中の血糖管理は，ドック入院のような特殊な場合を除き基本的にはインスリン療法が中心となります．最近はインスリン療法にインスリン抵抗性改善薬などの経口糖尿病治療薬を併用することもあります．しかし，経口糖尿病治療薬は作用時間・効果判定・用量調節の点でインスリンよりも難しいことが多く，まずはインスリンを積極的に用いてきっちりと治療を行い，退

2 食止め・末梢輸液時のインスリン療法（点内注）の基本

> - 超速効型インスリンは止める食事に合わせて中止
> - 持効型溶解インスリンは24時間持続輸液中に点内注
>
> 輸液中の5〜10gのグルコースに速効型インスリン1単位を点内注
>
> 5％ブドウ糖液500mLに4単位*　　　＝1単位/グルコース6.25g
> 7.5％ブドウ糖液500mLに6単位*
>
> ＊インスリン感受性が良好の場合には2単位ずつ減量

図1 食止め・輸液時におけるインスリン投与の基本と投与量の目安

院が近くなってから経口糖尿病治療薬を用いてインスリンの投与回数や投与量の減量を試みます．

入院中のインスリン療法は，基本的には食後血糖がターゲットの超速効型インスリンと食前血糖がターゲットの持効型溶解インスリンの組み合わせで，インスリンの作用と糖の出入りを明確にしてきめ細かく行うのが原則です．したがって，食止めの際にはその食事分の超速効型インスリンは中止します．食止めに伴って輸液が投与される場合，その輸液に含まれるグルコースに対して速効型インスリンを点内注します．**血管内に入るグルコース量とインスリンによる糖処理量を釣り合わせることで，安定して良好な血糖値を維持することが可能となります．**

a 食止めが単回のとき

止める食事に合わせた超速効型インスリンの中止とブドウ糖液へのインスリン点内注で対処し，その他の時間帯の食事分のインスリンは予定どおり皮下注し，持効型溶解インスリンの補充も同量で継続すればよいです．

b 食止めが周術期や重症患者などで2日間以上にわたるとき

超速効型インスリンの中止はもちろん，持効型溶解インスリンも輸液中のインスリン量に上乗せして点内注に切り替えます．そうすることで，基礎インスリンをより安定して供給する

ことが可能となり，インスリン投与量の調節も投与経路が1経路に統一されて明確になります．ただし，食止めで輸液管理でも輸液が日中のみの場合には，夜間輸液がない時間にインスリンが入らずに血糖値が上昇してしまう恐れがあるので，持効型溶解インスリンの皮下注を続けることになります．

c 輸液を終了して食事を再開するとき

　食止め・輸液管理前の皮下注の量や最終的に点内注していたグルコースに対するインスリン量の割合を参考にして，インスリン皮下注の再開量を見積もります．点内注量のうち，食止め前にもともと持効型溶解インスリンとして使用していた分は皮下注に戻して使用します．ただし，長期間食止めだった場合にはインスリン感受性がかなりよくなっていることが多く，大幅に減量してbasal-bolus療法（BBT）を再開する必要があり，状況によっては定量打ちではなくスライディングスケールで皮下注を再開する場合も時にあります．

4 グルコース入り輸液へのインスリン点内注量（図1）

　基本的には，**その輸液に含まれるグルコース5～10gに対して速効型インスリン1単位を点内注します**．末梢輸液は5％ブドウ糖液か7.5％ブドウ糖液がほとんどですが，前者の場合速効型インスリン4単位/500 mL 1本，後者の場合6単位/500 mL 1本とすれば，両者ともグルコース6.25gに1単位となり，多くの患者で食止め前の血糖コントロールを維持することが可能となります．それでも血糖値が高い場合は次節の手順に従って調節が必要です．

　もし，食止め前のインスリン皮下注の量が少なく，血糖コントロールが良好だった患者ならば，インスリン感受性が良好と考えてそれぞれ2単位ずつ減量して前者なら2単位，後者なら4単位の点内注としておくと安全でしょう．

5 輸液時のインスリン量の調節（図2）

a 食止め・輸液開始時の血糖値が高い場合には追加投与（皮下注・静注）が必要

　上述の割合でインスリンを輸液内に点内注して良好なコントロールを「維持」するためには，食止め・輸液管理をする前にBBTで良好な血糖値になっていることが望ましいですが，実際には血糖コントロールがついていない状況で食止めとして輸液を開始しなければならないことも多いです．そのような場合は輸液ボトル（輸液バッグ）の切り替え時に血糖値を測定し，高血糖の場合には次のボトルへのインスリン点内注の量を高血糖にならないように増量します．この際，高血糖是正に必要な分も含めて増量して入れます．ひとたび高血糖が是正されれば，そこからの点内注量は良好な血糖値を維持するのに必要な量だけ点内注していきます（図2-a〜c）．

　具体的には（図2-a），ある6時間の点滴直前の血糖値が160 mg/dLで，その6時間の点滴終了時の血糖値が240 mg/dLになったとします．この6時間の点滴がヴィーン®D 500 mLで，ヒューマリン®Rが6単位（グルコース8.3 g当たりヒューマリン®Rが1単位＋1日12単位の持効型溶解の6時間分3単位の合計）点内注として入っていたとします．次の6時間の点滴が同じヴィーン®Dの場合には，そこにはヒューマリン®Rは12〜14単位程度入れなければなりません．なぜなら，はじめの6時間に血糖値が80 mg/dLも上昇しました．次の6時間でこの上昇を防ぐためには，4単位くらいインスリンの増量が必要です（一般的な2型糖尿病であれば，2〜4単位で50 mg/dLくらいしか血糖値は下がりません）．240 mg/dLになってしまった血糖値をはじめの160 mg/dLまで下げるのはもちろん，理想的な100 mg/dL程度まで下げようとするならば，点内注の増量が4単位だけでは160 mg/dL程度までしか下がりませんので，160 mg/dL程度から100 mg/dL程度まで下げるために，

```
X単位点内注 ─ グルコース5〜10gに1単位＋食止め前に打っていた
              持効型溶解インスリンを4〜6等分した単位
```

血糖測定 → 4〜6時間 → 血糖測定 → 4〜6時間 → 血糖測定 → 4〜6時間 → 血糖測定 → 4〜6時間 → 血糖測定

Y単位点内注追加 / Z単位点内注追加 / Z単位点内注追加 / Z単位点内注追加

血糖値に応じて速効型インスリンを追加点内注

- Y単位＝X単位＋高血糖是正に必要な量
- Z単位＝X単位＋血糖値上昇を防ぐのに必要な量

（低血糖気味の場合は低血糖を防ぐのに必要な分を減量する）

具体例

持効型溶解インスリン12単位を皮下注している患者が食止め，点滴管理となった．点滴はヴィーン®D 500mLを4本/日．ヴィーン®Dには5％でブドウ糖（グルコース）が入っている．

```
6単位点内注 ─ グルコース25gに3単位＋食止め前に打っていた
              持効型インスリン12単位の4分の1
```

時点	①	② 12〜14単位点内注	③ 10単位点内注	④ 8単位点内注	⑤ 以後8単位点内注を続ける
血糖値	160mg/dL	240mg/dL	100mg/dL	80mg/dL	95mg/dL

6時間ごと

追加点内注：6〜8単位点内注追加 / 4単位点内注追加 / 2単位点内注追加 / 2単位点内注追加

- 240mg/dLから100mg/dL近くまで改善分4単位と上昇抑制分2〜4単位
- せっかく100mg/dLまで下がった血糖値を良好に維持するのに6単位だけでははじめの6時間と同様に80mg/dL近く上がってしまう．1本目より4単位多い10単位にして100mg/dLを維持する
- 100mg/dLで血糖値を良好に維持するつもりが80mg/dLまで低下したので，次は2単位減量する

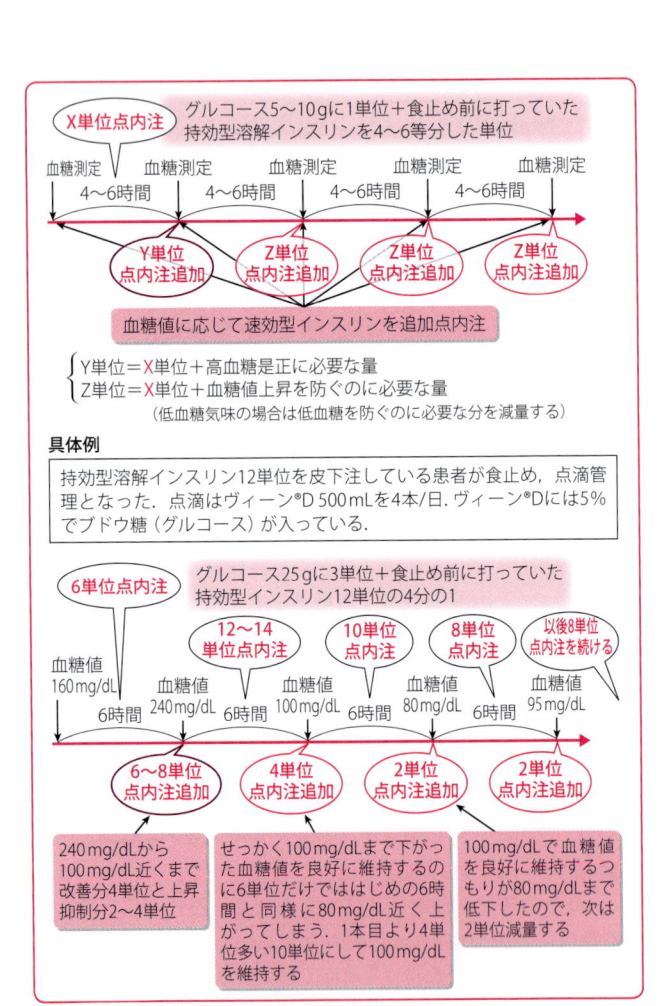

図2-a 点内注使用時におけるインスリン投与量の調節―毎回点滴切り替え時に主治医が血糖値を確認して点内注量を変更可能な場合

2 食止め・末梢輸液時のインスリン療法（点内注）の基本

X単位点内注：グルコース5〜10gに1単位＋食止め前に打っていた持効型溶解インスリンを4〜6等分した単位を初期量とする

血糖測定 — 4〜6時間 — 血糖測定 — 4〜6時間 — 血糖測定 — 4〜6時間 — 血糖測定 — 4〜6時間 — 血糖測定

- 160mg/dL以上ならば2単位点内注追加
- 160mg/dL以上ならば2単位点内注追加
- 100〜160mg/dL以内ならば変更なし
- 100mg/dL未満ならば2単位点内注減

血糖値が至適血糖値（100〜160mg/dL）になるまで速効型インスリンを2単位ずつ追加点内注を増量

（100mg/dL未満となった場合は次の点内注から2単位減量する）

具体例

持効型溶解インスリン12単位を皮下注している患者が食止め，点滴管理となった．点滴はヴィーン®D 500 mLを4本/日．ヴィーン®Dには5%でブドウ糖（グルコース）が入っている．

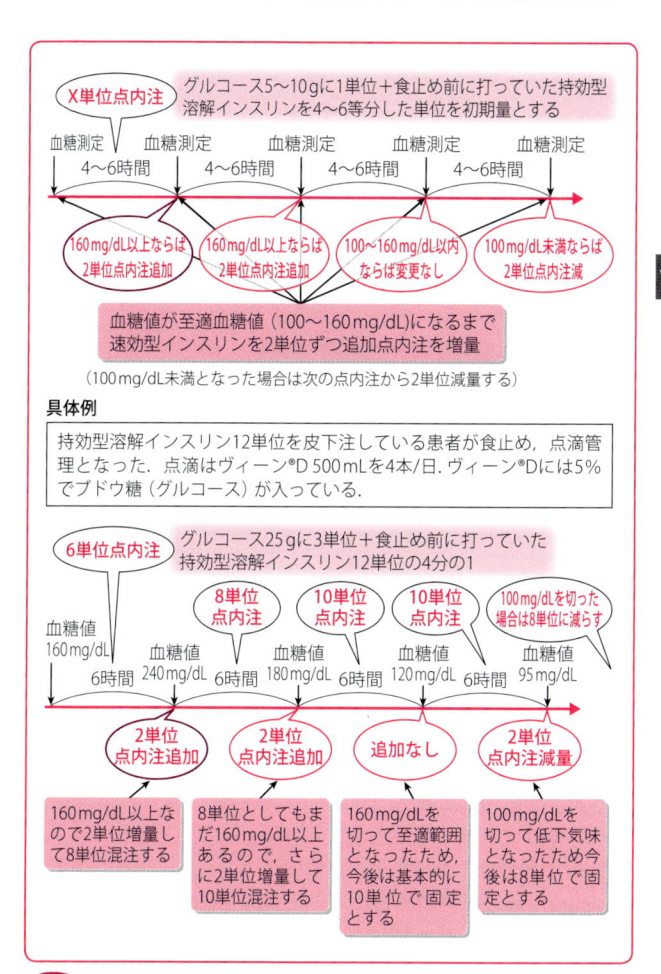

6単位点内注：グルコース25gに3単位＋食止め前に打っていた持効型溶解インスリン12単位の4分の1

- 8単位点内注
- 10単位点内注
- 10単位点内注
- 100mg/dLを切った場合は8単位に減らす

血糖値 160mg/dL — 6時間 — 血糖値 240mg/dL — 6時間 — 血糖値 180mg/dL — 6時間 — 血糖値 120mg/dL — 6時間 — 血糖値 95mg/dL

- 2単位点内注追加
- 2単位点内注追加
- 追加なし
- 2単位点内注減量

160mg/dL以上となったので2単位増量して8単位混注する	8単位としてもまだ160mg/dL以上あるので，さらに2単位増量して10単位混注する	160mg/dLを切って至適範囲となったため，今後は基本的に10単位で固定とする	100mg/dLを切って低下気味となったため今後は8単位で固定とする

図2-b 点内注使用時におけるインスリン投与量の調節—毎回点滴切り替え時に看護師が血糖値を確認して点内注量を変更可能な場合

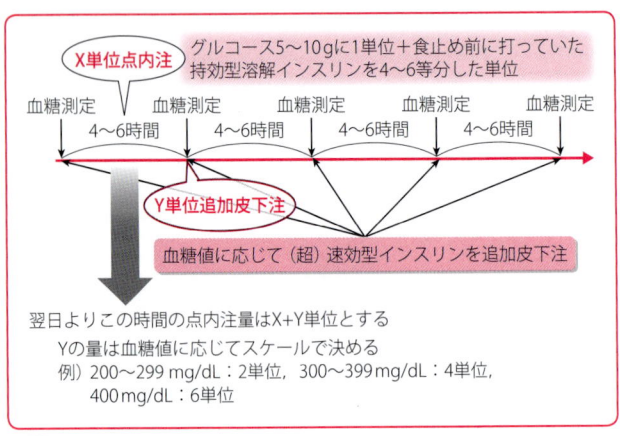

```
X単位点内注  グルコース5〜10gに1単位＋食止め前に打っていた
              持効型溶解インスリンを4〜6等分した単位

血糖測定   血糖測定   血糖測定   血糖測定   血糖測定
  4〜6時間   4〜6時間   4〜6時間   4〜6時間

       Y単位追加皮下注
       血糖値に応じて（超）速効型インスリンを追加皮下注

翌日よりこの時間の点内注量はX＋Y単位とする
  Yの量は血糖値に応じてスケールで決める
  例）200〜299 mg/dL：2単位，300〜399 mg/dL：4単位，
     400 mg/dL：6単位
```

図2-c 点内注使用時におけるインスリン投与量の調節―毎回点滴切り替え時に主治医や看護師が血糖値を確認してきめ細かく治療できない場合

あと2〜4単位の増量が必要になります．以上のことから，2本目のインスリン点内注量は元々の4単位に加えて，血糖値の上昇を抑制する分4単位，下げる分2〜4単位と合わせて6〜8単位くらい増量する必要があるのです．したがって，2本目の投与単位は12〜14単位程度となるでしょう．いったんこれで血糖値が100 mg/dL前後まで下がれば，あとは下げる必要はなく，維持する量だけ点内注すればよいので，6単位＋4単位の合計10単位が3本目以降の点内注に必要になります．もし，100 mg/dL前後に維持するつもりが70〜80 mg/dLまで下がり続けるようなら，低血糖になる前に2〜4単位ずつ点内注量を減量します．ただし，糖毒性が解除されてもヴィーン®D 500 mLには25 gのグルコースが入っているので，最低でもヒューマリン®R 2〜4単位程度の点内注は残るでしょう．このような落ち着いた状況ではおそらく，点滴終了・食事開始待ちで，点滴が終了されて食事が増えてゆけば随時点内注も中止して食事ごとの皮下注に変えていきます．もし糖毒性が十分に

解除されずに，点内注のインスリンの割合が5g未満のグルコースに1単位以上必要となっていれば，持効型溶解インスリンの併用が必要になるかもしれないと予測しておくとよいでしょう．

　この方法は，それなりに経験を積んだ医師でないと増減のイメージが湧かないかもしれません．そこで，1〜2単位程度の少量のインスリンを増減して，あまり厳しすぎない安全な範囲内の血糖値に落ち着くように設定したのが図2-bの方法です．点滴開始時の点滴内のインスリン量の決め方はaの方法と同じです．あるいは点滴内グルコース8gにつき速効型インスリン1単位でも大丈夫です．あとは点滴ボトルの交換ごとに血糖値を測り，160 mg/dL以上ならば次のボトルには現在より2単位増量，100〜160 mg/dLの範囲内なら同じ量で，100 mg/dL未満となった場合は現在より2単位減量とします．ここで決めた(変更した)点内インスリン量は次のボトル交換時にはまた基本インスリン量として用い，さらに160 mg/dL以上あれば2単位増量します．こうしておくと，2単位ずつではありますが，確実に血糖値がある程度よい状態になるまでは点滴ボトル交換ごとにインスリン量が増えていきます．この方法は，医師ではなくても病棟看護師とよく勉強会をしておけば指示として出すことも容易です．p.37「Column③ 必見！！休日ゆっくりするための新スライディング指示」の皮下注指示と併せて勉強会をやっておくと，主治医はかなり楽なだけでなく，血糖コントロールが悪いままになってしまうリスクも避けることができます．

　なお，血糖チェックごと頻回にインスリン点内注の量を変更することが困難な環境であれば，皮下注スライディングスケールを併用して，その結果に基づいてインスリン点内注の量を増減する場合もあるでしょう(図2-c)．スライディングスケールでインスリンが追加投与された分は，翌日に同じ輸液が繰り返される場合には，点内注量に上乗せします．皮下注に用いるインスリンは血糖チェックの間隔(たいてい輸液ボトルを切り替える間隔)によって速効型ないし超速効型を使い分けます．速効型は5時間程度効果が持続するので6時間おきの血糖測定

に，超速効型は3～4時間効果が持続するので4時間おきの血糖測定に適しています．

手術時や感染症の緊急入院時などの超急性期で数時間おきに血糖調節を行う際には，インスリン半減期が6分程度の静注で対応することが必要です．静注の場合は，理論上は速効型でも超速効型でもすぐに単量体になり持続時間は同じですが，一般的には速効型を用います．

ⓑ 血糖測定のポイント

増量する必要量を正確に見積もるためにも，血糖測定のタイミングは任意の時間ではなく，輸液ボトルの切り替え時であることが大切です．スライディングスケールを使用していない場合でも，ある時間の責任インスリン量を正確に判断して調節するためには，その時間に投与されるグルコース量とインスリン量を把握していなければならず，血糖測定のタイミングは輸液ボトルの切り替え時でなければなりません．

6 点内注と持続静脈インスリン注入療法（CVII）の使い分け（表1）

持続静脈インスリン注入療法（continuous intravenous insulin infusion：CVII）の適応を考えると，使い分けは容易です．CVIIは，血糖測定を輸液切り替えのタイミング以上に頻回に

表1 点内注とCVIIの使い分け

点内注	血糖測定とインスリン調節が6時間以上の間隔で可能な場合 （高カロリー輸液も含めて一般病棟でのよい適応）
CVII	術後12～24時間や急性代謝失調で緊急入院後12～24時間程度．数時間おきなど頻回に血糖測定してインスリン量を調節しなければならない場合 （ICUでのよい適応）

基本的に，状態が落ち着いていればグルコースとインスリンが同じ速度で投与される点内注のほうが安定した血糖コントロールが維持できる．医療者にとって簡便で，患者への負担も軽減でき，一般病棟ではベターである．

行って，その都度インスリン量を調整しないと血糖管理ができないときによい適応となります．すなわち，術後12〜24時間程度や急性代謝失調で緊急入院後12〜24時間程度です（p.75「Ⅳ-3 退院時指導はこうする」参照）．

　血糖測定とインスリン調節を6時間以上の間隔でできるようになるまで安定したら，点内注のほうが医師のみならず看護師にとっても簡便であり，患者にも余計なアラームやシリンジポンプの存在そのもので不安を与えず，血糖コントロールもCVIIより安定することが多いです．

7 安定期に点内注がCVIIよりも薦められる理由

　CVIIでは，インスリン注入速度はシリンジポンプを用いた注入によって一定であるにもかかわらず，メインの輸液の滴下速度は注入ルートのコンディションの良し悪しや看護師による点滴時間の調整などで変動することが多く，インスリン注入速度と輸液中のグルコースの流入速度にずれが生じて大きな血糖変動が生じることがしばしばあります．時には輸液ボトルが空になっているのに次の輸液に切り替わるまでに時間がかかって低血糖を起こしたり，遅れた輸液を追い上げるために滴下速度を速めて逆に高血糖になることがあるので危険です．

　点内注では常にグルコースとインスリンが同じ速度で入るため，滴下速度による血糖変動は生じません．したがって，**病状が落ち着き次第インスリンは点滴ボトル内に混注し，均一になるようによく混ぜて投与する**のがベストです．

　点内注の量が増えてグルコース2〜3g当たり速効型インスリン1単位を点内注するようなケースもありますが，このような状況こそ，CVIIより点内注が安全です．高用量のインスリンが混注されても，グルコースの注入量に合わせて適切に体内に投与されるからです．CVIIで高用量のインスリンを用いると，万が一ブドウ糖輸液が空になって切り替えが遅れた場合や，CVIIのルートとメインの輸液ルートが別でメインの輸液ルートが詰まったときは，重症低血糖となります．

しいて点内注のデメリットをあげると,糖毒性が解除されて急にインスリン量を減らさなければならない状況では,輸液が12〜24時間おきの切り替えの場合,途中で輸液バッグ全体を破棄しなければならないという点があります.これには血糖値が下がってきたときに50％ブドウ糖液を追加で点内注することで破棄を回避できることも多く,糖毒性解除でインスリン減量が追いつかずに重症低血糖になることは入院中にはまれです.

(熊代 尚記)

文献

1) 松田昌文:術前・術後の血糖管理.最新インスリン療法,綿田裕孝(編),中山書店,東京,p133, 2011

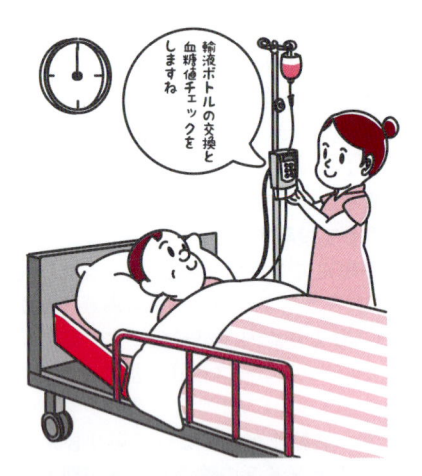

点内注はCVIIに比べ点滴管理が簡便であり,血糖コントロールも安定することが多い

V ブドウ糖（グルコース）入り輸液をマスターする

3 高カロリー輸液時のインスリン療法（CVII）の基本

　今まで糖尿病を指摘されたことがない患者でも，ブドウ糖液を点滴すると，食事で炭水化物を摂取したときに比べ血糖値が上昇しやすくなります．さらにベッド上での安静，ストレス，炎症性疾患など原疾患そのものによっても血糖が上昇しやすくなります．そこで不用意にブドウ糖濃度の高い高カロリー輸液を開始すると，著明な高血糖となってしまいます．最近は，内科医でなくても高カロリー輸液を開始する場合は血糖測定をしていることが多いですが，まれに気づかないうちに著明な高血糖となりコンサルトされる場合もあります．ここでは，糖尿病患者に高カロリー輸液を行う場合や，高カロリー輸液中に糖代謝異常をきたした場合の治療を考えていきましょう．

　高カロリー輸液を行う場合の血糖管理は，原則インスリン療法です．この場合，インスリン注射は静脈内投与を用います．これには前項にも示したように点内注と持続静脈インスリン注入療法（continuous intravenous insulin infusion：CVII または CIVII）がありますが，本項ではCVIIとして解説します（日本糖尿病学会編の「糖尿病学用語集第3版」ではCIVIIです[1]）．

1 CVIIの実際

　一般的にCVIIの適応は，糖尿病昏睡（糖尿病ケトアシドーシス，高浸透圧高血糖症候群），高カロリー輸液時の高血糖，重症感染症・外傷・術後の著しい高血糖など，**インスリン投与量を血糖値に合わせて頻回に調節する必要がある場合**です．ここでは高カロリー輸液時の高血糖に対する治療を説明していきます．

　用意するものは，①ヒューマリン®R（100単位/mL），②インスリン用シリンジ，③生理食塩水，④50 mLのシリンジ，⑤シリンジポンプ（輸注ポンプ）などです．

まず50 mLのシリンジに，生理食塩水50 mLと速効型インスリン50単位を入れてよく混和し，約1単位/mLの薬液をつくります．そしてシリンジポンプを用いて持続静脈注入を行います[*]．

　実際使ってみると速効型インスリンのほうが効果が安定しているように感じるので，当院では速効型インスリンをおもに使用しています．

2 開始量の目安と調整方法

　上記に記載した生理食塩水50 mLに速効型インスリンを混和したものは，高カロリー輸液とは別ルートから投与するほうがよいと思います．インスリン開始量は，おおよそグルコース5〜10 gに対し速効型インスリン1単位が目安といわれていますが，患者によってはインスリン量が過量になる可能性がありますので，最初は**グルコース10〜20 gに対し速効型インスリン1単位**で計算したほうが安全だと思います．やせ型の1型糖尿病患者は，計算したインスリン量のさらに半分に減量したほうがよい場合もあります．あるいは，輸液に含まれるグルコース量と関係なく1単位/時〜0.5単位/時で開始する場合もあります．

---

[*]以前は速効型インスリン50単位（＝0.5 mL）を生理食塩水49.5 mLに混和し，なるべく正確に薬液を作成（＝1単位/mL）していましたが，手技の煩雑さや医療事故を減らす観点などから現在のようになりました．また，以前は速効型インスリンのみが静脈内投与可能でした．2012年6月からは超速効型インスリンのアスパルト（ノボラピッド®）の用法・用量に「必要に応じ静脈内注射，持続静脈内注入又は筋肉内注射を行う」が追加され，現在は速効型インスリンに加えて計3薬剤が静脈内投与可能です．

3 高カロリー輸液時のインスリン療法(CVII)の基本

以下に例を示します.

> 1. 輸液のグルコースが1日に120g入る場合,グルコース10gに速効型インスリン1単位とするとインスリン12単位/日ですので,注入速度0.5 mL/時(=1単位/時)から開始します.しかし,安全のためにグルコース20gに速効型インスリン1単位から開始するとインスリン6単位/日となり,0.25 mL/時となります.
> 2. インスリン注入開始後は1〜2時間おきに血糖値を測定し,血糖値120〜200 mg/dLを目標に調整します.**表1**のアルゴリズムに従ってインスリン注入量を調節します.血糖値が120〜200 mg/dLになったら4〜6時間おきの血糖チェックとします.
> 3. 2日目以降は,**表2**のアルゴリズムに従って6時間ごとに投与量調整します.

表1 CVII開始直後のインスリン指示方法

血糖値(mg/dL)	インスリンの指示
<70	50%ブドウ糖液20 mLをゆっくり静注すると同時に,インスリン注入量は半分に減らす.30分後に血糖値測定
71〜100	・前回より血糖値が10 mg/dL以上低下したら,インスリンを0.2 mL/時減量する ・前回より血糖値が10 mg/dL以内の低下であれば,インスリンを0.1 mL/時減量する
101〜140	・前回より血糖値が10 mg/dL以上低下したら,インスリンを0.1 mL/時減量する ・前回より血糖値が10 mg/dL以内の低下であれば,インスリンはそのまま
141〜200	そのまま
201〜300	インスリンを0.1 mL/時増量
>301	インスリンを0.2 mL/時増量

表2 CVII実施中（2日目以降）のインスリン指示方法

血糖値 (mg/dL)	インスリンの指示
＜70	50％ブドウ糖液20 mLをゆっくり静注すると同時に，インスリン注入量は半分に減らす．30分後に血糖測定
71～100	インスリン0.2 mL/時減量．60分後に血糖測定
101～140	インスリン0.1 mL/時減量
141～200	そのまま
201～300	インスリン0.1 mL/時増量
＞301	インスリン0.2 mL/時増量．2時間後に血糖測定

3 インスリン注入速度はどうするか

　高カロリー輸液が2,000 kcal/日（グルコース500 g/日）までの場合は，おおよその注入速度は5.0単位/時の範囲になります．一般的に5.0単位/時以上（120単位/日以上）になる場合は，インスリンの投与法がおかしくないか，もしくは血糖値に影響する薬剤が追加されていないかなどの確認が必要です．

　高カロリー輸液＋人工呼吸器管理下で重症急性膵炎治療を行っている際に，血糖コントロールでコンサルトを受け兼科（併診）したことがあります．CVIIを正しく使用していましたが，8.4単位/時（200単位/日以上）まで増量した経験もあります．炎症所見が著明な場合や肥満がある患者の場合は，大量のインスリンが必要になることもあります．経過で炎症所見が改善したりすると急激な血糖改善が起こるので，大量のインスリンを必要としている症例は急激な低血糖にも注意が必要です．

4 血糖安定後の点内注への変更は？

　CVIIの注入速度が一定し，輸液量も当分変更がないような状態なら，積極的に点内注に変更していきます．ただし，輸液バッグやチューブもしくはフィルターに吸着するインスリンは

約30％もあるとの報告もあり，まれに効果が安定しない場合もあります[2]．しかし前項で示したように病棟での管理は点内注が圧倒的に容易であり，**無用にCVIIを長期間使用することは避けるべき**と考えます．

（吉川芙久美・比嘉眞理子）

文献

1) 日本糖尿病学会（編・著）：糖尿病治療ガイド2014-2015，文光堂，東京，p60，2014
2) 菅谷量俊，ほか：高カロリー輸液バック・輸液セットにおけるインスリンの吸着および吸着抑制についての検討．Pharm Tech Jap **9**：825-830, 1993

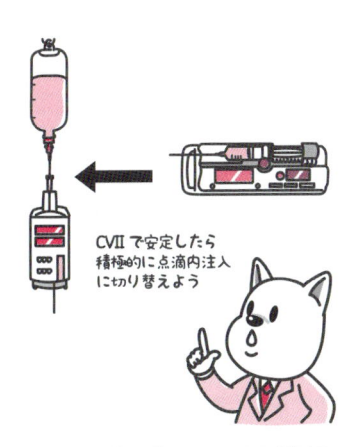

無用のCVIIを長期間使用することは避ける

Ⅴ　ブドウ糖（グルコース）入り輸液をマスターする

4 ブドウ糖（グルコース）抜き点滴は行ってよいのか？

　外科手術時の輸液や糖質輸液が必要とされる際に，耐糖能異常者では末梢組織でのインスリンの作用不足があると考えられ，細胞内移行にインスリンを必要としないブドウ糖（グルコース）以外の糖質輸液が開発されました．

　輸液に使用されるグルコース以外の糖質には，フルクトース，マルトース，キシリトール，ソルビトールがあります．これらはインスリンに依存せずに細胞内に取り込まれ（**図1**），見かけ上は血糖値の上昇もなく，糖尿病患者を含めた耐糖能異常者には一見適しているように思われてしまいます．

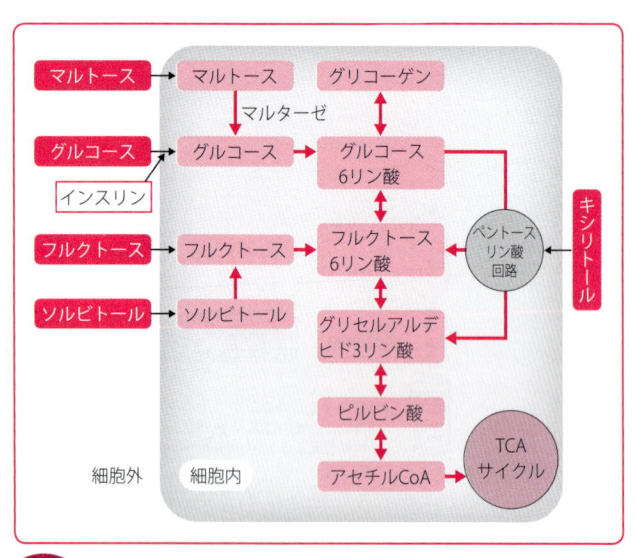

図1　各糖質のおもな代謝経路

〔小林哲郎（編著）：臨床糖尿病マニュアル，第3版，南江堂，東京，p312，2012，寺前純吾，花房俊昭：特集 昨日の常識は今日の非常識．治療 **91**：2782-2783，2009 より改変〕

1 グルコース以外の糖質の問題点

グルコースは脳や筋肉をはじめ全身の組織において利用されますが，グルコース以外の糖質は肝臓でのみ利用され，脳や筋肉では利用されません．

その他の問題点としては，フルクトース，キシリトールはアシドーシスを生じやすく，ソルビトールは長期使用による細胞内蓄積や浸透圧利尿を起こしやすいため注意を要します（表1）．また，これらグルコース以外の糖質は，本来ごくわずかの血中濃度しか存在しない非生理的な物質であることも問題です[1]．

2 マルトースの場合

ここでは入院中の輸液オーダーでよく目にする，マルトース

表1 各糖質の特徴と問題点

糖質の種類	細胞内への取り込み	特徴	投与上の注意点
グルコース	インスリン必要	すべての組織で利用される．とくに脳や赤血球ではグルコースが唯一の栄養源である	当然ながらインスリン依存性
フルクトース	インスリン不要	肝臓に取り込まれ，約30%がグルコースに変換される	乳酸アシドーシス，高尿酸血症
ソルビトール	インスリン不要	肝臓でフルクトースに変換される	浸透圧利尿（乳酸アシドーシス），長期使用による細胞内蓄積
キシリトール	インスリン不要	肝臓のペントースリン酸回路経由で解糖系へ入る．エネルギー効率はグルコースの約半分	乳酸アシドーシス，高尿酸血症，肝障害，腎障害
マルトース	インスリン不要	マルターゼにより2分子のグルコースに分解される	緩徐に投与することが望ましい

〔小林哲郎（編著）：臨床糖尿病マニュアル，第3版，南江堂，東京，p313，2012，寺前純吾，花房俊昭：特集 昨日の常識は今日の非常識．治療 **91**：2782-2783，2009より作成〕

について簡単に説明します．二糖類であるマルトース1分子は，分解酵素のマルターゼによる加水分解によりグルコース2分子を生じます．インスリンを必要とせずに組織に移行するという利点があり，血糖値に大きく影響しません．マルターゼは小腸刷子縁や組織に存在し，血液中には存在しません．輸液の場合ですので，組織内でマルターゼによりグルコースへ分解されます．

以前の簡易血糖測定器でグルコース脱水素酵素（GDH）法を測定原理とし，ある補酵素を使用したものを用いてマルトースを含んだ輸液の投与患者の血糖測定を行った際には，実際の血糖値より高い値を示すことがありました．その値をもとに過剰なインスリン投与を行い低血糖状態に至った事例が2004年7月より2例報告され，2005年2月にブルーレター（安全性速報）が出されました．

グルコース以外の糖質の問題点として，①脳や筋肉の組織で効率よく利用されない，②エネルギー利用効率はグルコースに比べ劣っている，③簡単に血液中のモニタリングができない，④原因不明の合併症を起こす場合がある，⑤本来ごくわずかの血中濃度しかないので測定系に何らかの影響を与えかねない，などがあります．したがって，基本的には**糖尿病患者である場合でも，グルコースを主体とした糖質輸液を第一選択とし，血糖の上昇に対しては適切にインスリンを使用して血糖管理を行うことが必要です**[2]．

（宮城 匡彦）

文献

1) 小林哲郎（編著）：臨床糖尿病マニュアル，第3版，南江堂，東京，p312，2012
2) 寺前純吾，花房俊昭：特集 昨日の常識は今日の非常識．治療 **91**：2782-2783，2009

糖尿病合併症をマスターする

　糖尿病にはご存知のとおり急性合併症と慢性合併症があり，これらの発症・進展を避けて患者のQOLを改善するのが糖尿病治療の本来の目標です．

　一般に合併症というと慢性合併症が思い浮かびます．慢性合併症とはもちろんいうまでもなく神経障害，網膜症，腎症の3つです．これらの合併症が進行した患者でのインスリン療法の注意点は，神経障害では低血糖無自覚が引き起こす重症低血糖，網膜症ではインスリン療法による急速な血糖コントロールに伴う眼底出血の悪化などです．進行した腎症のある患者のインスリン治療も要注意です．腎症の進行は，患者によってはインスリン必要量に大きな変化を起こします．透析患者では透析の日とそうでない日のインスリン量の調整が必要なケースが多いです．

　一方，急性期合併症は昏睡をきたす病態が含まれるため緊急の対応が必要です．ここには糖尿病ケトアシドーシスや高浸透圧高血糖症候群が含まれます．これらの急性合併症こそインスリンの上手な使い方が求められる局面です．座してゆっくりと治療計画を立てることが可能といわれている代謝内分泌疾患のなかでは，数少ない救急対応を必要とされる病態です．

　まずはこれらの合併症への対応について説明しましょう．

（弘世 貴久）

VI 糖尿病合併症をマスターする

2 糖尿病ケトーシスはどう治療するか

1 糖尿病ケトーシスとは？

　糖尿病ケトーシスとはインスリン作用の欠乏によって生じる高度の代謝失調状態であり，糖尿病ケトアシドーシス(diabetic ketoacidosis：DKA)の前駆状態です．放置すれば重篤なDKAに至る可能性もあるため，基本的には早急に入院加療を要します．インスリン作用の極度の低下，インスリン拮抗ホルモン(グルカゴン，カテコールアミン，コルチゾール，成長ホルモンなど)の過剰による糖利用の低下と脂肪分解の亢進による高ケトン血症によります[1]．

2 糖尿病ケトーシスの診断方法

　慢性的な高血糖は浸透圧利尿をきたすことから，患者は口渇・多飲・多尿などを訴えます．インスリンの分泌と作用が低下し，糖利用の低下から脂肪分解が亢進すれば体重は減少していきます．

　よって臨床所見上，口渇・多飲・多尿は著明な高血糖の存在を，ダイエットによるものではない体重減少は慢性的な糖代謝失調を疑います．また尿ケトン体測定にて重症度の迅速測定をし，尿ケトン体陽性時は血液ガス検査を施行してDKAに至っていないかを確認します．血中ケトン体値は，おもに糖尿病インスリン作用不足を反映する，代謝状態の鋭敏な指標であるため提出とします．

　糖尿病以外にも高ケトン血症をきたしやすい病態はありますが(表1)[1]，これらを瞬時に鑑別することは困難であるため，**高血糖に加えて上記にあげた臨床症状(口渇・多飲・多尿・体**

表1 高ケトン血症をきたしやすい病態

糖・エネルギー摂取障害	絶食，飢餓，妊娠悪阻，消化器疾患，アルコール常飲者，肥満に対する超低カロリー食，周期性嘔吐症(小児)，SGLT阻害薬の不適切な使用
糖代謝異常	糖尿病におけるインスリン作用不足 インスリン拮抗ホルモン過剰 　甲状腺機能亢進症，Cushing症候群，先端巨大症，褐色細胞腫，グルカゴノーマ 糖原病
異化亢進時	発熱，感染症，外傷，手術

〔日本糖尿病学会（編・著）：糖尿病専門医研修ガイドブック，第6版，診断と治療社，東京，p124，2014より改変〕

重減少），尿ケトン体陽性を認めたら糖尿病ケトーシスに準じて治療を開始するのが妥当です．

　実際の臨床では，1型糖尿病発症時や，清涼飲料水の多飲（清涼飲料水ケトーシス），コントロール不良の糖尿病に感染症や脱水を合併したケースなどで糖尿病ケトーシスに至ることをしばしば経験します．

3 どう治療するか

　糖尿病ケトーシスの基本的な治療方針はDKA（p.107「Ⅵ-3 糖尿病ケトアシドーシス（DKA）はどう治療するか」参照）に準じます．つまり十分な輸液とインスリン投与による脱水，高浸透圧，高ケトン血症の改善に加え，重症感染症といった高血糖をきたす他の要因がある場合には同時に原疾患の加療開始とします．

　初期輸液は生理食塩水を第一選択とし，輸液量は年齢や体格，心腎機能にもよりますがDKA加療時のような大量の輸液は必要ありません．1日1,000～2,000 mL程度で十分なケースが多く，尿ケトン体を随時モニタリングし，減少すれば輸液量も減量としていきます．

　インスリンの投与法は，全身状態がよい軽症の糖尿病ケトー

シスに対しては通常の皮下注によるbasal-bolus療法で治療可能なこともありますが，著明な高血糖や感染症を合併している症例，糖毒性が強い患者では皮下注では十分な血糖降下が得られないケースもしばしばあります．そのようなケースに関しては，食事を一定以上摂取できる場合は超速効型インスリンを皮下注で各食直前投与とし，基礎インスリンに関しては輸液内に速効型インスリンを混注とするのが妥当です．食事摂取量が不安定であれば，輸液内への混注と皮下注のスライディングスケールを併用します．混注量の目安としては，輸液バッグ内のグルコース5～10 gに対して速効型インスリン1単位を目安とします．食事がある程度とれていて輸液が生理食塩水であれば，生理食塩水500 mL内に2単位と少量から開始します．尿ケトン体が陰性となれば輸液は終了とし，基礎インスリンは皮下注に切り替えます．

（金澤　憲）

文献

1) 日本糖尿病学会（編・著）：糖尿病専門医研修ガイドブック，第6版，診断と治療社，東京，p124，2014

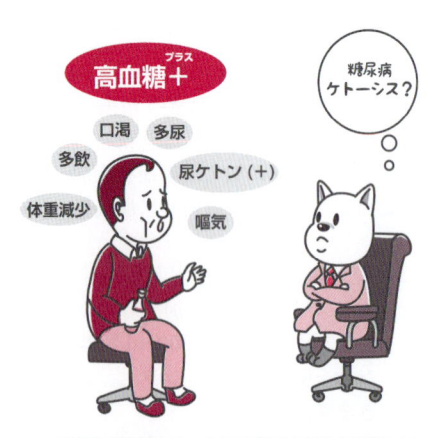

瞬時に糖尿病ケトーシスを鑑別することは難しい

VI 糖尿病合併症をマスターする

3 糖尿病ケトアシドーシス(DKA)はどう治療するか

　糖尿病ケトアシドーシス(diabetic ketoacidosis：DKA)は，インスリン作用の極度の低下およびインスリン拮抗ホルモンの過剰により糖の利用低下と脂肪分解の亢進が起こり，高血糖と高遊離脂肪酸血症をきたす病態です．遊離脂肪酸はインスリン作用の欠乏下では急速な酸化を受け，ケトン体を生じます．高ケトン血症により起こった糖尿病アシドーシスと脱水がDKAの本態です．

　治療の中心は，①十分な輸液，②インスリンの投与，③電解質の補正です[1]．

1 十分な輸液

　高血糖緊急症では浸透圧利尿により深刻な水分欠乏状態となっており，インスリンの投与に先行して生理食塩水の輸液を開始することが重要です．輸液を行うことにより血管内volumeの回復，高浸透圧の改善，インスリン拮抗ホルモンの低下が期待でき，生理食塩水輸液単独での血糖降下作用も期待できるため，**DKAを疑ったら検査結果が到着する前にただちに輸液を開始する必要があります**．

　DKAでは体重の5～10％の水分と10 mEq/kgの塩化ナトリウムが欠乏しているため[2]，輸液は生理食塩水を第一選択とし，開始後2時間は500～1,000 mL/時の速度で投与します．以降は250～500 mL/時に減速し，循環動態に応じて速度を調節します．血糖値が250～300 mg/dLとなった時点で輸液を5～10％ブドウ糖液(電解質の補正に関しては後述しますが，たとえばカリウムも含んだソリタ-®T3号などの維持輸液)に変更し，以降は100～200 mL/時を目安とします．

　最初の12時間で水分欠乏量の約50％を補うことを目標とし

ますが、年齢や心機能、腎機能、尿量、血圧などを考慮した調節が必要です。糖尿病アシドーシスが改善し食事摂取可能となったら輸液量は維持量とし、尿ケトン体が改善するまで継続します。

2 インスリンの投与

DKAの診断がついたら生理食塩水の輸液と並行してインスリンの投与を開始します。インスリンは糖新生を抑制し、末梢での糖利用率を上げることで血糖値を低下させ、さらに脂肪の分解・ケトン体産生・グルカゴン分泌を抑制することでDKAを改善させます。

a インスリン投与の開始方法

脱水を生じており皮下注では吸収が安定しないため、開始時のインスリンの投与法は**静脈内投与**が原則です。まずは0.1単位/kgの速効型インスリンを急速投与します。引き続き速効型インスリン50単位を生理食塩水に溶解して1単位/mLの溶液を作成し、0.1単位/kg/時の速度でCVIIします。

インスリンを開始したら原則1時間ごとに採血検査を行い、血糖値のモニターを行います。50〜75 mg/dL/時の速度で血糖値が低下することが期待されますが、これより血糖値の低下が不十分な場合や、過度の低下を認める場合はその都度インスリンの投与速度を調節します。

DKAの治療に合併する脳浮腫の発症率は小児のDKA患者では0.3〜1.0％といわれていますが、成人においてはまれとされています。しかし、過度の輸液や急速な高血糖是正による浸透圧の急激な変化は脳浮腫のリスクとなりますので、輸液の速度や血糖降下の速度については常に注意が必要です。

b 血糖値が250〜300 mg/dLとなったら

血糖値が250〜300 mg/dLに達したら注入速度を0.02〜0.05単位/kg/時とし、以降は血糖値150〜200 mg/dLを目標に

3 糖尿病ケトアシドーシス(DKA)はどう治療するか

表1 CVIIの注入速度の調節(例)

看護師への指示：血糖測定ごとに下記のようにしてください

血糖値(mg/dL)	インスリン注入速度
60未満	0.3 mL/時　減量
61〜80	0.2 mL/時　減量
81〜100	0.1 mL/時　減量
101〜160	そのまま
161〜230	0.1 mL/時　増量
231〜300	0.2 mL/時　増量
301〜400	0.3 mL/時　増量
401以上	0.4 mL/時　増量

調節を行います．当院では血糖値が250〜300 mg/dLとなったら経験的に**インスリンの注入速度を半分弱に減速**しています．その1時間後の血糖測定で血糖値の降下が緩やかとなっていることを確認したら，以降は3時間ごとに血糖測定を行い表1のように注入速度を変更しています．

　繰り返しになりますがここで注意しておきたいのは，血糖測定の間隔を3〜4時間ごとと空けるときや，表1を適用する際には，**血糖値の下降状況が緩やかであることを確認する必要がある**ことです．たとえば血糖値が改善してきて257 mg/dLであったとき，その1時間前の血糖値が320 mg/dLであった場合と，280 mg/dLであった場合とでは対応を変更する必要があります．前者の場合は血糖値の降下が比較的急速なので，注入速度を速めることや血糖測定の間隔を3〜4時間後とするのは低血糖発作のリスクがあるため不適切です．この場合は注入速度を減速し，もう1時間後に血糖測定を行い血糖値の降下が緩やかとなっていることを確認してから表1を適用する必要があります．しかし後者の場合は，1時間前の血糖値と比較して降下が緩やかであるため次回の血糖測定は3時間後とし，次回より表1を適用，すなわち注入速度を速めてもよい状況と考えられます．

上記の治療によって糖尿病アシドーシスそのものは加療開始後数時間で改善します．感染症などのシックデイの原因になる病態があれば入院翌日には全身状態が改善し，食事が再開できることが多く，食事を摂取できる状態になったらCVIIから皮下注への変更を検討します．

3　電解質の補正

　DKAにおける電解質のマネジメントとしてもっとも重要なのはカリウムの補充です．DKAでは3〜5 mEq/kgのカリウムが欠乏しているとされていますが，にもかかわらず来院時の血清カリウム値は正常〜高値となることが多いです．これは高浸透圧，インスリン作用の欠乏により細胞内のカリウムイオンが水素イオンと交換されるためであり，治療によりカリウムは細胞内に移行するため血清カリウムのレベルは低下します．

　このため血清カリウム値が5.3 mEq/Lを下回った頃から**20〜30mEq/ Lのカリウムの補充を行い，血清カリウム値が4〜5mEq/Lを維持**できるようにします．血糖測定の採血と同様に，原則1時間ごとの電解質の確認が望まれます．

　食事が開始になると経口でカリウムが補充されるため，点滴での補充は不要となる場合が多いです．

4　その他

　重炭酸塩の投与が生命予後の改善に寄与するデータは少なく，原則として投与は行いません．pH＜6.9で心原性ショックや腎不全を合併するような症例に対して推奨する意見もありますが，エビデンスは少ないです．

　血清リンは，カリウムと同様インスリン治療により低下を認めます．しかし低下の程度は限局的であり，リンの補充が予後の改善に有効とする報告は少ないため，ルーチンでの補充は推奨されていません．

〔正井なつ実〕

文献

1) Kitabachi AE, et al : Hyperglycemic crises in adult patients with diabetes. Diabetes Care **32** : 1335-1343, 2009
2) 日本糖尿病学会(編) : 科学的根拠に基づく糖尿病診療ガイドライン2013, 南江堂, 東京, p263-266, 2013

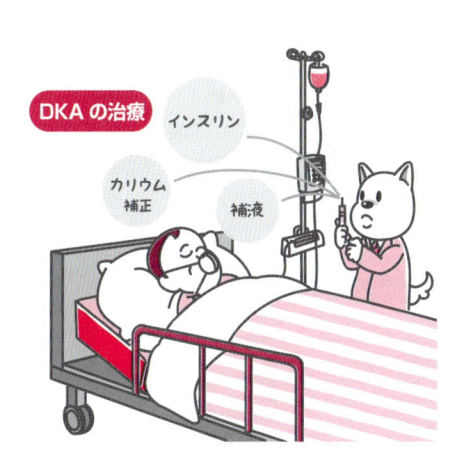

治療の中心は十分な補液, インスリン投与, 電解質補正になる

VI 糖尿病合併症をマスターする

4 DKA改善後のインスリン治療は？

　前項に述べた急性期の治療により糖尿病ケトアシドーシス（DKA）が改善し，食事が可能となった時点でインスリン持続静脈内投与（CVII）から皮下注への変更を考慮します．「DKAの改善」とは，**血糖値が200 mg/dL未満，血清の重炭酸イオンが15 mEq/L以上，静脈血のpHが7.3より高く，アニオンギャップが12 mEq/L以下**であることを目安とします．インスリン皮下注の方法としては，①basal-bolus療法（BBT）と，②持続皮下インスリン注入療法（continuous subcutaneous insulin infusion：CSII）があります．

1 BBTへの切り替え

a 持効型溶解インスリンのタイミングを決める

　CVIIからBBTに切り替える際，まず基礎インスリンの役割を果たす持効型溶解インスリンの1日1回注射をどのタイミングにするかを患者と相談します．DKAに至る患者はインスリン依存状態であることが多く，持効型溶解インスリンはもっとも重要であるため打ち忘れのないタイミングにすることが必要です．

b 静脈注射の中止方法

　もし持効型溶解インスリンのタイミングが仮に夕食前であれば，CVIIからBBTに切り替える日の夕食前に超速効型インスリンと持効型溶解インスリンの両者を注射し，その1～2時間後にCVIIを中止とします．

　ここでのポイントは，CVIIを中止する際に**持効型溶解インスリンとCVIIを1～2時間併用すること**です．持効型溶解イン

スリンを注射したタイミングでCVIIを中止してしまうと，持効型溶解インスリンの効果が現れるまでの間に高血糖をきたし糖尿病ケトーシスを再発させる恐れがあるため，1〜2時間併用することが推奨されています[1]．

ⓒ 皮下注に切り替える際のインスリン投与量

すでにBBTを導入されている患者であれば，DKAを発症する前と同量のインスリンを再開します．BBTを導入されていない患者に対しては，実測体重1 kg当たり0.5〜0.8単位のインスリンを1日総量とし[1]，超速効型インスリンと持効型溶解インスリンを1：1〜2：1となるように配分します．

たとえば体重50 kgであれば，1日のインスリン量を0.6単位/kg × 50 kg = 30単位/日とし，そのうち14単位を持効型溶解インスリン，残りの16単位を超速効型インスリンとします．この16単位の超速効型インスリンを朝，昼，夕に配分し，朝8-昼4-夕4単位や，朝6-昼4-夕6単位というように分けます．朝はインスリン拮抗ホルモンの影響で必要インスリン量が多くなるので多めに配分するようにします．その後は血糖推移をみて責任インスリンの考え方に基づき調節を行います．

ただし，DKAを誘発した原疾患が，感染症や外傷など身体ストレスによるインスリン抵抗性を生じるものであれば，上記よりもインスリン必要量が増す場合があります．また，糖毒性の改善により元々導入されていた量より少量で済む場合もあります．

2 CSIIへの切り替え

CSIIは携帯型のインスリン注入ポンプを用いて超速効型/速効型インスリン製剤を持続的に皮下注する治療法です（本書では基礎インスリンの時間別設定については誌面の都合上割愛します）．

ⓐ どのような場合にCSIIに切り替えるのか

先に述べたBBTと比較して，とくに基礎インスリンの補充

がより安定して可能(＝生理的)であるため，内因性インスリン分泌が枯渇している患者にとっては血糖値の日内変動を抑えられる可能性があります．欠点としては専用の器具が必要であること，病棟スタッフが使い慣れていないと敬遠されること，とくに基礎インスリン量が少ない場合，ルートが閉塞するリスクがあること，さらに医療費が高額となることなどがあげられます．しかし，DKAを脱してCVIIから切り替える際に，最初に設定したインスリン量が不足していた場合でもすぐに増量可能であり，細かく調節しやすいのは大きな利点です．

DKAが改善しても糖毒性が解除されておらずCVIIのインスリン量が多いような症例に関しては，いったんCSIIに変更して糖毒性の解除を待ち，インスリン量が減ってからBBTに変更するのも1つの手と言えます．

ⓑ CSIIに切り替える際のインスリン投与量

持続静脈内投与からCSIIに切り替える際のインスリン量の設定法に関してコンセンサスを得られたものはありませんが，1つの目安として「**250μU/kg(実体重)/分**」を基礎インスリン量とする方法があります[2]．

たとえば体重50kgの人であれば，まず0.6〜0.75単位/時を基礎インスリン量として開始します．以降は血糖推移に応じて調節していきますが，食事が開始されていなければ血糖測定ごとに基礎インスリン量を変更し，食事が開始されていれば持効型溶解インスリンの調節と同じように早朝空腹時血糖値をみて調節を行います．ただし至適基礎インスリン量の見当がつくまでは，空腹時以外のタイミングであっても測定値が低めの場合は基礎インスリン量も減らす指示としておいたほうが無難です(**表1**)．

なお，追加インスリン投与は前述のBBTと同様に設定し，血糖推移をみて責任インスリンの考え方に基づき調節を行います．

(正井なつ実)

表1 CSIIの流量調節（例）

看護師への指示：早朝空腹時血糖値で下記のようにしてください．
ただし血糖値99 mg/dL以下のときは，どのタイミングの血糖測定でも減量指示を適用してください．

血糖値（mg/dL）	インスリン注入速度
60以下	0.3単位/時　減量
61〜80	0.2単位/時　減量
81〜100	0.1単位/時　減量
101〜160	そのまま
161〜230	0.1単位/時　増量
231〜300	0.2単位/時　増量
301〜400	0.3単位/時　増量
401以上	0.4単位/時　増量

文献

1) Kitabachi AE, et al：Hyperglycemic crises in adult patients with diabetes. Diabetes Care **32**：1335-1343, 2009
2) Vranic M, et al：The essentiality of insulin and the role of glucagon in regulating glucose utilization and production during strenuous exercise in dogs. J Clin Invest **57**：245-255, 1976

VI 糖尿病合併症をマスターする

5 高浸透圧高血糖症候群はどう治療するか

　高浸透圧高血糖症候群（hyperosmolar hyperglycemic syndrome：HHS）は，糖尿病患者に著明な高血糖，高度の脱水，その結果として高浸透圧血症を呈する症候群です．誘因としては急性感染症，脳血管障害，心血管障害，手術，高カロリー輸液，利尿薬，ステロイド投与があげられており，渇中枢の機能が低下した高齢者に起こりやすいとされています．

　脱水の程度は糖尿病ケトアシドーシス（DKA）よりも高度ですが，インスリンの作用不足はDKAと比較して相対的であるためケトーシスは軽度にとどまり，アシドーシスは認めないか軽度であることが多いです．臨床症状は，脳神経系の細胞内脱水のためDKAと比較して意識障害などの中枢神経症状が起こりやすく，身体所見として高度の脱水を反映して血圧低下，頻脈，皮膚や口腔粘膜の乾燥が認められます．

　治療の中心は①脱水の補正（十分な輸液），②電解質の補正，③適切なインスリン治療，④HHSの誘因の除去です[1]．

1 脱水の補正（十分な輸液）

　高血糖緊急症（DKA・HHS）を疑ったら**まずは生理食塩水による輸液を開始**します．HHSでは水分の欠乏量が100〜200 mL/kgといわれており[1]，多くは著明な脱水により循環虚脱の状態にあるため最初の1時間で15〜20 mL/kg/時または1〜1.5 L/時の投与が推奨されています．ただし，年齢や基礎疾患（心不全，腎不全）を考慮したうえで輸液の速度を調節します．

　急激な浸透圧の是正は脳浮腫や肺水腫を発症させる危険があるため，循環動態が改善したあとは**輸液の滴下速度を減速**します．循環動態が安定したあとは補正ナトリウム濃度（**表1**）[2]を評価します．補正ナトリウムが低値であればそのまま生理食塩

5 高浸透圧高血糖症候群はどう治療するか

表1 補正ナトリウム濃度の計算法

血糖値＜400 mg/dL のとき	補正ナトリウム濃度＝実測ナトリウム(mEq/L)＋0.016 ×(血糖値mg/dL－100)
血糖値＞400 mg/dL のとき	補正ナトリウム濃度＝実測ナトリウム(mEq/L)＋0.024 ×(血糖値mg/dL－100)

(Corwell B, et al：Current diagnosis and treatment of hyperglycemic emergencies. Emerg Med Clin North Am **32**：437-452, 2014)

水250～500 mL/時の輸液を継続し，補正ナトリウムが正常～高値であれば0.45％食塩水(半生食)を250～500 mL/時の速度で継続します．

脱水の治療中は常に輸液が過剰にならないか注意し，DKAと同様に原則1時間ごとに血糖値・電解質・尿量のモニターを行うことが必要です．

2 電解質の補正

循環動態が改善し尿量が50 mL/時以上確保できている場合，血清カリウムが3.3 mEq/L未満であれば，インスリン投与に先駆けて血清カリウムが3.3 mEq/L以上となるように20～30 mEq/時のカリウムの補充が必要です．血清カリウムが5.3 mEq/L以上であれば，補充は行わずに血清カリウムを1～2時間ごとにモニターします．3.3～5.2 mEq/Lであれば5％ブドウ糖を含む輸液に変更し，正常域(4～5 mEq/L)をキープできるよう投与中の輸液に20～30 mEqの追加を行っていきます．

3 インスリン治療

HHSはDKAよりさらに高度な脱水を生じており，皮下注では吸収が安定しないため，開始時のインスリン投与法は**持続静脈内投与(CVII)が原則**です．

速効型インスリン50単位を生理食塩水50 mLに溶解し，実測体重当たり0.1単位/時の速度でCVIIを開始します．ただし，

脱水の補正に伴い高血糖も改善するため，DKAと比較し少ないインスリン量で血糖コントロールが可能となることが多いです．過度の血糖降下に注意しながらインスリン注入速度を調節します．1時間ごとに血糖値をモニターし，血糖値が300 mg/dL未満となったら5％ブドウ糖を含む輸液に変更し，血漿浸透圧が正常化し意識状態が改善するまでは250〜300 mg/dLを維持するようにします．その後は200〜300 mg/dLを目標とし，HHS誘因の原疾患にもよりますが，食事開始とインスリン皮下注への変更を検討します．

4 HHSの誘因の除去

冒頭でも述べましたが，HHSの誘因には急性感染症，脳血管障害，心血管障害，手術，高カロリー輸液，利尿薬，ステロイド投与などがあり，渇中枢の機能が低下した高齢者に起こりやすいとされています．高齢者は腎機能障害を合併していることも多く，大量輸液による肺水腫や脳浮腫，肺炎，腎不全，脳血管障害，心筋梗塞，低カリウム血症などの電解質異常を合併することがあるので，治療中には十分なバイタルサインの経過観察と電解質などの経時的なモニターが必要です[3]．

（正井なつ実）

文献

1) Nyenwe EA, et al：Evidence-based management of hyperglycemic emergencies in diabetes mellitus. Diabetes Res Clin Pract **94**：340-351, 2011
2) Corwell B, et al：Current diagnosis and treatment of hyperglycemic emergencies. Emerg Med Clin North Am **32**：437-452, 2014
3) 日本糖尿病学会（編）：科学的根拠に基づく糖尿病診療ガイドライン2013, 南江堂, 東京, p263-266, 2013

Column ⑫

高齢者に多い高浸透圧高血糖症候群

　糖尿病の急性合併症で有名な昏睡性合併症といえば，糖尿病ケトアシドーシス（diabetic ketoacidosis：DKA）と高浸透圧高血糖症候群（hyperosmolar hyperglycemic syndrome：HHS），そして低血糖昏睡です．DKAが一番よくみられる患者像は，1型糖尿病のシックデイ時にインスリンを中止してしまったパターンでしょう．それではHHSはどうでしょう？どちらの合併症も基本的に脱水状態を抱えていますが，その重症度は大きく異なります．意識があり，経口摂取ができている状況ではHHSはまず起こりません．極端な話，いつもは糖尿病患者にとって悪役のはずの「清涼飲料水」ですら，飲んでいればケトーシスを起こしてもHHSは起こらないのです．つまり，口渇感をきちんと感じることのできる若者はそう簡単にはHHSにはならないのです．逆に口渇感をあまり感じない高齢者，多くの場合は少し認知症を合併している高齢者だと，たとえ普段のコントロールがHbA1c7％台でも簡単にHHSを発症してしまいます．

　私にも，2日前まで元気だった独居のおじいちゃんの患者が，風邪を機にベッドに入ったまま何も経口摂取をせず，HHSで2日後に自宅で亡くなってしまったという経験があります．このつらい経験は，独居でも糖尿病治療中の患者は，そのコントロール状態にかかわらず毎日顔をみてあげることが大切であると教えてくれました．

（弘世 貴久）

VI 糖尿病合併症をマスターする

6 腎機能障害や慢性腎不全時のインスリン導入のしかた

1 腎機能障害時のインスリン導入のしかた

腎機能が低下すると腎臓でのインスリン異化が低下し、かつ腎臓での糖再吸収が少なくなるため血糖コントロールが改善する場合があります．

インスリン療法導入はというと、実際のところ、腎機能障害時（eGFR＜60 mL/分/1.73 m^2）でも通常（腎機能正常者）とあまり違いなく行っています（「p.17「Ⅱ章 いよいよ、インスリン導入！」参照）．

インスリン投与量へ影響する因子として、腎機能障害時には食事療法が変更になる点があげられます．糖尿病腎症第2期までとは違い、**たんぱく制限食**に変更になります．糖尿病腎症第3期では総エネルギー25～30 kcal/kg、たんぱく質0.8～1.0 g/kg、塩分6 g未満/日に設定されます（**表1**）[1]．必要なカロリーを摂取したうえでたんぱく制限をすると、糖質と脂質の割合が増えてしまいます．糖質については、たんぱく質を含む複合糖質（食品交換表の表1）が減り単純糖質（食品交換表の表2）が増えてしまうため、血糖コントロールが難しくなります．

単純糖質が増え、食後の血糖が上昇しやすくなりますので、**血糖自己測定（SMBG）をみて責任インスリン（おもに超速効型）を調整していきます．**

2 慢性腎不全時のインスリン導入のしかた

SU薬の内服で良好な血糖コントロールが得られていた症例でも、慢性腎不全（eGFR＜30 mL/分/1.73 m^{2}またはCr＞2.0 mg/dL）になる場合には使用できる経口糖尿病治療薬に制

表1 糖尿病腎症生活指導基準

病期	食事 総エネルギー(kcal/kg体重/日)	食事 たんぱく質(g/kg体重/日)	食事 食塩相当量(g/日)	食事 カリウム(g/日)	治療,食事,生活のポイント
第1期(腎症前期)	25〜30	1.0〜1.2	高血圧があれば6g未満	制限せず	糖尿病食を基本とし,血糖コントロールに努める 降圧治療 脂質管理 禁煙
第2期(早期腎症期)	25〜30	1.0〜1.2	高血圧があれば6g未満	制限せず	糖尿病食を基本とし,血糖コントロールに努める 降圧治療 脂質管理 禁煙 たんぱく質の過剰摂取は好ましくない
第3期(顕性腎症期)	25〜30	0.8〜1.0	6g未満	制限せず(高カリウム血症があれば<2.0)	適切な血糖コントロール 降圧治療 脂質管理 禁煙 たんぱく質制限食
第4期(腎不全期)	25〜35	0.6〜0.8	6g未満	<1.5	適切な血糖コントロール 降圧治療 脂質管理 禁煙 低たんぱく食 貧血治療
第5期(透析療法期) 血液透析(HD)	30〜35	0.9〜1.2	6g未満	<2.0	適切な血糖コントロール 降圧治療 脂質管理 禁煙
第5期(透析療法期) 腹膜透析(PD)	30〜35	0.9〜1.2	PD除水量(L)×7.5+尿量(L)×5(g)	原則制限せず	透析療法または腎移植 水分制限(血液透析患者の場合,最大透析間隔日の体重増加を6%未満とする)

糖尿病性腎症合同委員会:糖尿病性腎症病期分類2014の策定(糖尿病性腎症病期分類改訂)について.糖尿病57:529-534,2014に基づいて作成
〔日本糖尿病学会(編・著):糖尿病治療ガイド2014-2015,文光堂,東京,p80-81,2014より改変〕

限が出てくるため(後述),他剤への変更や注射療法への変更が必要になってきます.

2003年に持効型溶解インスリンが登場しましたが,その作用持続時間の長さから腎機能低下時には使用を控えている医師もいます.SU薬のイメージでしょうか,グラルギン(ランタス®)やデグルデク(トレシーバ®)を敬遠している医師もいます.しかし実際使用してみると,ランタス®やトレシーバ®も通常どおり使用できます.

慢性腎不全時でも,通常とあまり違いなくインスリン療法を導入しています.ただし,腎臓でのインスリン異化が低下しインスリンの半減期が延長することがあるため[3]),**持効型溶解インスリンの増量は少量(体型により2〜4単位)ずつ行うように**します.持効型溶解インスリンを導入してもランタス®4単位程度の少量で空腹時血糖が是正可能な症例や,持効型溶解インスリンが全く不要になる症例もあります.

混合型インスリンならMid-Mixの2〜3回注射を使用します.Low-Mixの2回注射は中間型成分が多く,低血糖が起きやすいので使用を控えます.

食事療法は腎機能障害時よりもたんぱく制限が厳しくなり,**低たんぱく食(0.6〜0.8 g/kg)** に変更になります(**表1**)[1)].必要なカロリーを摂取したうえでたんぱく制限をさらに強化しようとすると,糖質と脂質の割合が増えてしまいます.糖質についても腎機能障害時と同じく,さらに複合糖質が減り単純糖質が増えてしまうため,血糖コントロールがますます難しくなります.ただし,このような状況で無理に厳格なコントロールを求めると低血糖を起こしやすくなるため,治療目標値を高めに設定する(HbA1c8%未満など)ことが望ましいと考えます.

3 糖尿病胃不全麻痺に注意

腎症が進行しているということは糖尿病罹病期間が長期であると考えられ,腎症以外の糖尿病合併症が進行していると推測できます.自律神経障害も進行し,糖尿病胃腸症を呈する患者

もいます．

　糖尿病胃不全麻痺（diabetic gastroparesis）は糖尿病神経障害による胃の動きの低下のため，普通に食事をとっているにもかかわらず食直後の血糖値が上昇せず，次の食前の血糖値が上昇してきます．食物の消化・吸収とインスリン作用発現時間との間にずれが生じてしまい，食後に低血糖を起こしやすくなり注意が必要です．

4- 併用する経口糖尿病治療薬はどうするか

　腎不全および末期腎不全時には，使用できる経口糖尿病治療薬に制限が出てきます．CKDステージG4以降では，ビグアナイド薬・チアゾリジン薬・SU薬は禁忌です[3]．加えて，新たに上市されたSGLT2阻害薬もeGFR＜30〜45（mL/分/1.73 m^2）では効果が期待できません．

　元来，「重症の腎障害を合併しているとき」はインスリン療法の絶対的適応ですが[1]，近年の薬剤には末期腎不全でも使用できるものが増え，有効例が報告されています．慢性腎不全および末期腎不全時に併用できる経口糖尿病治療薬は，現時点では**DPP-4阻害薬，グリニド薬（ナテグリニドを除く），α-グルコシダーゼ阻害薬（α-GI）の3種類**です（図1）[1,3]．

5- GLP-1受容体作動薬への切り替えや併用

　GLP-1受容体作動薬のエキセナチド（バイエッタ®やビデュリオン®）は腎機能障害時（Cr＜2.0 mg/dL）までは使用できますが，慢性腎不全時には使用禁忌です．一方，リラグルチド（ビクトーザ®）やリキシセナチド（リキスミア®）は慢性腎不全〜末期腎不全時にも使用可能です（図1）[1,3]．食欲がコントロールできず肥満を合併している糖尿病患者にはよい適応だと考えられます．

　リキスミア®は基礎インスリン製剤（SU薬とのBOTを含む）との併用が可能です．また，ビクトーザ®は2014年8月にあら

	種類		Cr(mg/dL) 1.0 1.2 1.3 2.0 4.0		
			eGFR(mL/分/1.73m²) 60 50 45 30 10		
インスリン抵抗性改善系	ビグアナイド薬	メトグルコ®	通常量を使用	慎重投与	禁忌
	チアゾリジン薬	アクトス®	同上	慎重投与	禁忌*¹
インスリン分泌促進系	SU薬	アマリール®, グリミクロン®など	同上	慎重投与	禁忌
	グリニド薬	グルファスト®, シュアポスト®など	同上	慎重投与	*²
	DPP-4阻害薬	トラゼンタ®, エクア®など	同上	腎機能正常者と同じか減量*³	
糖吸収・排泄調節系	α-GI	ベイスン®, セイブル®など	同上	腎機能正常者と同量を慎重投与	
	SGLT2阻害薬	フォシーガ®, アプルウェイ®など	同上	慎重投与*³	効果なし
注射薬	GLP-1受容体作動薬	バイエッタ®・ビデュリオン®	適時調整	使用可能	禁忌
		ビクトーザ®, リキスミア®, トルリシティ®	適時調整	腎機能正常者と同じ	
	インスリン薬	超速効型, 持効型, 混合型など	適時調整	適時減量が必要	

Cr値はおおよその目安
*1：わが国では禁忌(海外では常用量で使用可能), *2：ナテグリニドは禁忌, ミチグリニド・レパグリニドは慎重投与, *3：同量投与可能なのはトラゼンタ®とテネリア®のみ, *4：ダパグリフロジンはeGFR＞45, トホグリフロジン・イプラグリフロジンは＞30

図1 腎機能低下時の薬剤投与量

〔日本糖尿病学会(編・著)：糖尿病治療ガイド2014-2015, 文光堂, 東京, p29, 54, 80, 2014および日本腎臓学会(編)：CKD診療ガイド2012, 東京医学社, 東京, p73-75, 115-116, 2012より作成〕

ゆるインスリン製剤(基礎インスリン, 混合型インスリン, basal-bolus療法)との併用が可能になりました.

GLP-1受容体作動薬への切り替えや併用により, 血糖コン

トロールおよび過剰な食欲が顕著に改善することがあります．

（宮城 匡彦）

文献

1) 日本糖尿病学会（編・著）：糖尿病治療ガイド 2014-2015, 文光堂, 東京, p29, 54, 80-81, 2014
2) 中尾俊之, ほか：慢性腎臓病に対する食事療法基準 2007 年版. 日腎会誌 **49**：871-878, 2007
3) 日本腎臓学会（編）：CKD 診療ガイド 2012, 東京医学社, 東京, p73-75, 115-116, 2012

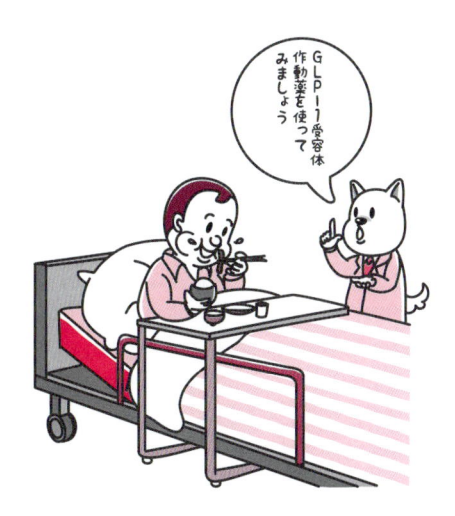

GLP－1 受容体作動薬は血糖コントロールに加えて過剰な食欲を改善させることがある

VI 糖尿病合併症をマスターする

7 末期腎不全（透析期）のインスリン療法では何に注意する？

1 インスリン導入のしかた

　腎機能障害時や慢性腎不全時と同様に，末期腎不全でも通常（腎機能正常者）とあまり違いなく行っていきます．空腹時血糖値が正常なら超速効型インスリン3回注射で，空腹時高血糖ならbasal-bolus療法で導入します．ただしインスリンの半減期が延長することがあるため[1]，持効型溶解インスリンの増量は少量（体型により2～4単位）ずつ行うようにします．

　混合型インスリンに切り替えるなら，Mid-Mixのヒューマログミックス50の2～3回注射を使用します．Low-Mixを使用することは基本的にありません（ただし末期腎不全より前からLow-Mixを使用していて血糖コントロールが良好で低血糖がない場合は，そのまま使用継続することもあります）．

2 透析日と非透析日で血糖変動が異なることがある

　透析を行うすべての人ではないですが，透析日と非透析日でインスリン投与量が異なる患者がいます．使用する透析液の設定にもよりますが，透析時には透析液中にグルコースが拡散して，血糖値が透析液中のグルコース濃度に近づいていくためです．

　以前は，インスリンは透析液中に除去されないと考えられていましたが，最近ではインスリン治療中の患者の血中インスリン濃度は透析中に低下すると報告されています[2]．この機序は，透析に使用するダイアライザによるインスリンの吸着であると考えられています．困ったことに，その程度はダイアライザのフィルターによって異なります．

　たいていはインスリンよりもグルコースのほうが多く除去さ

れ，透析日は非透析日よりも相対的にインスリン濃度が高くなり，透析後に血糖値が低下します．このような場合は責任インスリンを考え，**透析日のインスリン投与量を減量する**ことが必要です．

一方，吸着されるインスリンのほうが多いと透析後に血糖値が上昇します．この場合は逆で，**透析日のインスリン投与量を増量**します．持効型溶解インスリンは投与タイミングを透析後に移動させたりします．

透析の有無で血糖変動が異なるか，血糖低めの日が多くないか，透析日と非透析日で分けて血糖自己測定(SMBG)を確認しインスリン量の調整を行います．

3 その他の注意点

透析療法中の患者のHbA1c値は，貧血や赤血球造血刺激因子製剤(ESA)の影響を受け，見かけ上低めに見えるため注意が必要です．血糖コントロール指標は**推定HbA1c値≒実測HbA1c値+1(%)前後**と考えて治療していくようにします．また，グリコアルブミン(GA)値を測定して，GA値を3で除したGA/3値とHbA1c値との乖離がないか確認してみるのもよいと考えられます．

4 GLP-1受容体作動薬に切り替えた場合

GLP-1受容体作動薬のリラグルチドやリキシセナチドは末期腎不全時にも使用可能です(p.120「Ⅵ-6 腎機能障害や慢性腎不全時のインスリン導入のしかた」参照)．GLP-1受容体作動薬に切り替えた場合，以前使用していたインスリン分泌促進系薬やインスリン製剤使用による低血糖(空腹感)回避のための間食が減り，血糖コントロールが改善するとともに体重(ドライウェイト)が減る症例も経験します．

5 糖尿病ケトアシドーシス(DKA)を起こしたとき

2型糖尿病でもインスリン依存状態の患者もいます．このよ

表1 末期腎不全（透析期）の注意点

- 持効型溶解インスリンの増量は少量（体型により2〜4単位）ずつ行う
- 混合型インスリンを使う場合はMid-Mixを使用し，Low-Mixは使用しない（新規導入の際）
- 透析日と非透析日でインスリン投与量が異なる場合がある
- DKAを起こした場合
  症状：脱水症にならず，自覚症状に乏しい
  治療：①急速輸液は行わず，滴下速度を一定にする
  　　　②輸液は1日1.5L程度にとどめる
  　　　③カリウムを含まない輸液にする
  　　　※インスリンの使用は通常どおり行う

うな場合にインスリン治療を中断すると，DKAに陥ってしまいます（p.75「Ⅳ-3 退院時指導はこうする」参照）．透析症例がDKAに陥った場合，自尿がある者と違い浸透圧利尿が起こらず，脱水症になりません（ただし，低ナトリウム血症は呈します）．そのため，血糖値＞1,000 mg/dLでも自覚症状（口渇・多飲・倦怠感など）に乏しく注意が必要です．

治療上でも通常（p.107「Ⅵ-3 糖尿病ケトアシドーシス（DKA）はどう治療するか」）と違い注意点があります．①脱水が起きていないので，急速輸液は行わず滴下速度を一定にする，②輸液は1日1.5 L程度にとどめる，③カリウムを含まない輸液にする，などです．

インスリンの静脈内ワンショットや持続静脈インスリン注入療法（CVII）は通常どおり行っています．

最後に末期腎不全（透析期）の注意点を**表1**にまとめます．

（宮城 匡彦）

文献

1) 日本腎臓学会（編）：CKD診療ガイド2012，東京医学社，東京，p73-75，2012
2) 日本透析医学会：血液透析患者の糖尿病治療ガイド2012．透析会誌 **46**：311-357，2013

VII 周術期のインスリン治療をマスターする

1 周術期のインスリン治療をマスターする

　「術前術後の血糖コントロールをお願いします」という兼科・併診依頼は，私たち糖尿病内分泌科医への他科からのコンサルトでもっとも多いものです．

　どこまで血糖コントロールがつけば手術は安全かというエビデンスはありません．しかも，コンサルトされるのは手術の前日かもしれません．待機的手術で血糖コントロールが落ち着くまで待てるものならば，そうしてもらいましょう．しかし，骨折や一部の重症感染症の手術のように緊急性を伴う場合はそんなことを言ってはいられません．そんな場合は，持続静脈インスリン注入療法（CVII）などを駆使して血糖値をある程度下げることになります．そうでなければ，まずは内服薬をすべて中止してbasal-bolus療法，絶食となればグルコース＋インスリンの点滴に変更です．術後は大なり小なり炎症所見が加わるので，多くの患者でインスリンの必要量が高まります．ここでもCVIIが活躍するでしょう．しかし，できるだけ早くCVIIを離脱する努力も忘れないようにしてください．あくまで安全性を考えての意見です．

（弘世 貴久）

VII 周術期のインスリン治療をマスターする

2 経口糖尿病治療薬を服用しているがコントロール不良（HbA1c＞7.0％）のとき

1 術前の血糖管理

経口糖尿病治療薬を使用していてコントロール不良の場合は，待機的手術であるならば十分にコントロールされた状態で手術に臨むことが望ましく，**原則basal-bolus療法（BBT）に切り替えて血糖管理を行います**．

糖尿病患者は非糖尿病患者と比較し，周術期感染症や創傷治癒遅延，術後心血管系疾患併発の可能性も高いと考えられます．周術期血糖管理目標値は**表1**[1)]に示すとおりです．周術期には急な栄養の変更や病態の変化が起こりやすいのですが，BBTであれば薬効時間が推測できるので対応しやすく，内服薬の薬効遅延など術中術後への影響を防ぐことができます．

なお，周術期のスライディングスケールの単独使用は低血糖

表1 周術期の糖尿病管理

1. 術前コントロール目標
   - 尿ケトン体陰性
   - 空腹時血糖100〜140 mg/dL，または食後血糖200 mg/dL以下
   - 尿糖は1＋以下，または尿糖排泄が1日の糖質摂取量の10％以下
2. 手術延期：以下のいずれかの場合
   - 尿ケトン体陽性
   - 空腹時血糖200 mg/dL以上，食後血糖300 mg/dL以上
3. 術前からインスリンによって血糖を管理する
   速効型インスリンを主軸に
4. 手術はできるだけ午前中に計画する
5. 術当日に絶食の場合，当日のインスリン皮下注も中止
   当日のインスリンは静脈内投与に統一

〔日本糖尿病学会（編・著）：糖尿病専門医研修ガイドブック，診断と治療社，東京，第6版，p361, 2014〕

や不安定な血糖推移の原因となるため推奨されていませんが，食事量不安定で摂取困難な場合は輸液内のインスリン点内注あるいは持続静脈内投与（CVII）に加えてスライディングスケール対応も考慮します．

もちろん，著明な高血糖が術直前まで継続する場合には，状況が許せば手術延期も考慮するべきです．

2- 術中の血糖管理

術日は，大手術で長時間の場合，神経系と赤血球の代謝系に必要なグルコース150〜180 g/日を基礎輸液とします．**インスリン皮下注は一時中止し，点内注あるいはできればCVIIとします**．速効型インスリン注入量は，輸液内グルコース5〜10 gに対し1単位程度点内注し，4〜6時間ごと程度で測定した随時血糖値に合わせてスライディングスケール対応とします．

CVIIする理由としては，皮下注より効果が確実なためと，血中半減期が6分程度で細かく調整しやすいからです．

3- 術後の血糖管理

急性期血糖管理において米国糖尿病学会は，2010年のガイドラインから血糖管理目標を140〜180 mg/dLに変更しています．NICE-SUGAR研究[2]では140 mg/dL程度と90 mg/dL程度の血糖管理目標を比較した介入研究で，血糖管理目標を90 mg/dLとすると重篤な低血糖の危険性が上昇し，死亡率は増加したという結果になっています．

術後絶食時，最低限の1日グルコース必要量である120 gは補う必要があり，グルコース5〜10 gに対して速効型インスリン1単位程度を点内注とします．

食事経口摂取が再開されればBBT開始となりますが，摂取開始1〜2日はどの程度食事がとれるかも不明で，食前血糖値によるスライディングスケールや主食の量に応じた食直後打ちにて対応とします．

手術侵襲に伴うストレスは術後3日～1週間後には治まり，それに応じてインスリン必要量も減少するため低血糖に注意が必要となります．

（金澤　憲）

文献

1) 日本糖尿病学会（編・著）：糖尿病専門医研修ガイドブック 日本糖尿病学会専門医取得のための研修必携ガイド，診断と治療社，東京，第6版，p361, 2014
2) NICE-SUGAR Study Investigators：Finfer S, et al：Intensive versus conventional glucose control in critically ill patients. N Engl J Med **360**：1283-1297, 2009

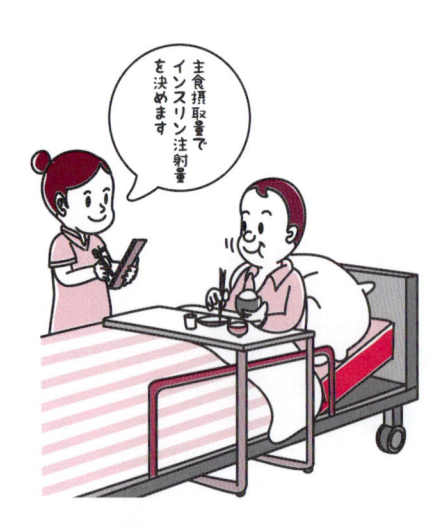

食事経口摂取が開始されればbasal-bolus療法開始となる

VII 周術期のインスリン治療をマスターする

3 混合型インスリンを使用しているとき

　周術期は前項(「VII-2 経口糖尿病治療薬を服用しているがコントロール不良(HbA1c＞7.0%)のとき」)で述べたように，手術前後に急な栄養の変更や病態の変化が起こりやすく，短期間に変動する血糖変動に対するきめ細やかなインスリン投与の調整や，低血糖への対応が必要とされます．

　混合型インスリンは，1回の注射で基礎と追加の補充ができる反面，基礎のみを増加する，あるいは追加のみを増減するといったようなきめ細かい投与の調整は困難で，厳格な血糖管理を必要とされる周術期血糖には不適と考えられます．

　よって周術期には**一時的にbasal-bolus療法(BBT)に切り替える**ことで，薬効時間を推測でき，急な血糖変動にも対応しやすく，周術期血糖管理を適切かつ簡便に施行できます．

1 一時的にBBTに切り替えるには

　混合型インスリンは中間型成分に速効型もしくは超速効型成分が混合された製剤であり，速効型の比率が30%，超速効型の比率が25，30，50，70%のものが市販されています．

　混合型インスリンからBBTに切り替えるには，**1日の総インスリン量から各基礎インスリン成分と追加インスリン成分に分配し投与する**ことになります．

　具体的には，ヒューマログ®ミックス50を(朝6-昼4-夕5)単位使用しているときには，

---

① 総インスリン量は朝6＋昼4＋夕5＝15単位となり，切り替え後の総インスリン量は低血糖予防目的に8割程度(15×0.8＝12単位)とします．
② ヒューマログ®ミックス50は基礎インスリン成分50%と追

加インスリン成分50％で構成されているため，基礎インスリン：12×0.5＝6単位，追加インスリン：12×0.5＝6単位に各分配されます．
③ 総追加インスリン量を朝昼夕それぞれに分けると各追加インスリン2単位ずつとなり，最終的にヒューマログ®ミックス50（朝6-昼4-夕5）単位をヒューマログ®（朝2-昼2-夕2）-［眠前］ランタス®6単位に変換できたことになります．

　その後は空腹時血糖値と各食前血糖値をもとに，各責任インスリン単位数を調整し手術日までに適正な血糖推移を目指します．

2 手術後の対応

　手術後に食事摂取再開となれば，速やかにBBTを再開し，十分な基礎インスリン分泌補充と食事追加分泌補充を行って調整します．術後経過が問題なければ，退院に向けて（入院以前の血糖管理が良好であれば）同じ混合製剤に戻すことも検討します．

（金澤　憲）

VII 周術期のインスリン治療をマスターする

4 術後帰室時のCVIIコントロールのしかた

　術後は手術時のストレスにより，感染症を合併している場合は血糖が高値かつ不安定になります．術後，経口摂取ができないときは，術前に摂取していた糖質の70～80％，あるいは1日150g前後のグルコースを投与してください．

　手術時のストレスは術後1週間程度で治まりますので，インスリン投与量を減らします．

1 血糖管理目標はどうするか

　米国糖尿病学会（ADA）と米国胸部外科学会（STS）から，**周術期の血糖値は140～180 mg/dLが好ましい**との指針が出ています[1]．

2 持続静脈インスリン注入療法（CVII）の基本

　高カロリー輸液を投与している場合は，術後の血糖が変動しやすいのでCVIIの適応です．

　基本的な投与方法は，p.95「V-3 高カロリー輸液時のインスリン療法（CVII）の基本」で説明したとおりですが，食事の摂取の可，不可により大きく治療が異なります．

　なお，腹部（とくに消化管）の手術では食止め期間が続くため，高カロリー輸液が主体となります．

3 輸液に経腸栄養を併用する場合

　高カロリー輸液のみの投与は上記の方法で行えるのですが，輸液に加え経腸栄養を併用することになると大変面倒になります．

考え方としては，CVIIは輸液に対するインスリン投与，すなわちbasal-bolus療法で言うところの基礎インスリン注入量と考えましょう．一方，経腸栄養時の血糖上昇は追加インスリン注入と考えれば比較的わかりやすいと思います．

　しかし，できればCVIIにて血糖変動が少なくなってから経腸栄養を開始すべきです．具体的には，**食後高血糖はインスリン皮下注で対処する**方法が簡単です．最初はスライディングスケールで行う場合と，経腸栄養100 kcalに速効型インスリンや超速効型インスリンを1単位で開始する場合があります（どちらを選ぶかは注入速度によります）．スライディングスケールで行うと血糖が不安定になる可能性があるので，後者のほうがよいと思われます．追加インスリン投与量が十分であったかの判断は，次の食前血糖値か食後1～2時間の血糖値で判断します[2]．

　高カロリー輸液に加え食事が出される場合もあります．経腸栄養に比べ，食事が出されている場合はさらに厄介です．なぜなら，食事量が一定でない場合があるからです．食前に上記の要領でインスリン皮下注がされてしまい，その後食事が全く摂取できない場合には低血糖となってしまいます．**食事開始直後の場合は，食直後に超速効型インスリンを投与する**方法が便利です．つまり，食事が「全量」，「半量」，「全く摂取できなかった」の3段階に分け，超速効型インスリン量を決めておくのです．当院では，全量摂取であれば指示インスリンをそのまま，半量では指示の1/2量，摂取ゼロであれば中止などの指示をよく出します．

4　ステロイドを投与する場合

　何らかの理由で高カロリー輸液時にステロイド点滴をする場合もあると思います．

　ステロイドを1日1回，朝に1時間ほど点滴すると仮定しましょう．日中から夜間にかけて，ステロイドの影響で高血糖になるはずです．この場合，6時間の血糖測定ごとにCVII注入

速度を調整すると，注入量がどんどん増えていきます．ステロイドの血糖値に対する影響は夜間から朝にかけて低下しますので，日中から夜間にかけて調整した注入量ではインスリン過量投与になり，明け方に低血糖が頻発してしまいます．この場合は早朝空腹時血糖値のみで注入量の調整を行い，日中の高血糖に対しては速効型インスリンのスライディングスケールを併用することも勧められます．

5 グルコース濃度は一定に

　グルコース注入量は，当然のことながら高カロリー輸液の滴下速度によって決まります．滴下速度が一定になるように輸液ポンプを使用している場合は問題ありません．

　簡便な市販の高カロリー輸液製剤を用いることが多いと思います．通常は，1号製剤から3号製剤へ（開始液から維持液へ）と徐々に浸透圧やグルコース濃度を上げていきます．高カロリー輸液を2本用いた際も，**24時間一定したグルコース濃度になれば問題ありません**．

　他科のオーダーをみると，体型が小柄で投与カロリーや輸液量を調整したく，9時から1号液/12時間＋21時から2号液/12時間などのオーダーをみることがあります．やむをえずこのようなオーダーになっているのだと思いますが，血糖コントロールはきわめてやりにくいです．このような場合は，点滴の本管と側管で調整してもらう必要があります．

　当然のことながら，側管の輸液にも注意が必要です．同じ輸液製剤ならグルコース濃度は一定していますが，電解質補正や鉄剤投与で気づかないうちにグルコースが追加されている場合があります．血糖値がある程度安定していれば，点内注に移行したほうが管理しやすいでしょう．

〔吉川芙久美・比嘉眞理子〕

文献

1) Raju TA, et al：Perioperative blood glucose monitoring in the general surgical population. J Diabetes Sci Technol **3**：1282-1287, 2009
2) 森川秋月, ほか：周術期の血糖管理. 最新臨床糖尿病学. 日本臨牀 **70**(増3)：814-818, 2012

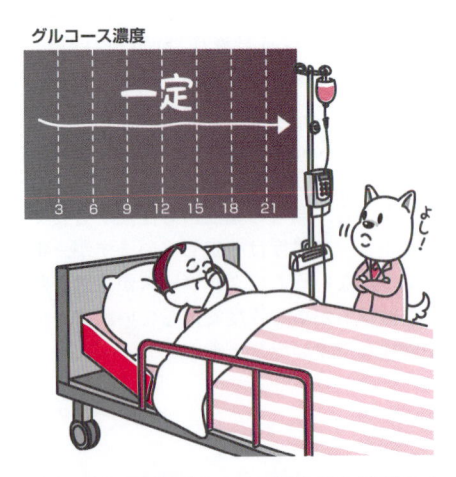

24時間一定した至適グルコース濃度になれば問題ない

Ⅷ 特殊な状態や患者のインスリン治療をマスターする

1 特殊な状態や患者のインスリン治療をマスターする

　ここまでお読みいただいた読者の方々は，中肉中背，合併症なし，他の病気で治療をしていることもない2型糖尿病のインスリン治療となればお任せ，という感じになってきたと思います．しかし，入院患者は先述の周術期の患者にとどまらず，さまざまな合併疾患を伴っている場合が多いのです（というより糖尿病が合併しているというべきでしょう）．このような患者の血糖コントロールを行う場合，**なぜコントロールが悪いのかということを患者の全身を見渡して判断する必要があります**．まさに，「血糖値をみるのではなく患者をみる」という医療の基本に戻らなければなりません．このことは治療方法の選択，そして治療目標に大きく影響してくるのです．

　本章ではそんなさまざまな特殊状態のなかから，①肥満，②肝硬変，③膵がん，④高齢者・認知症患者，⑤低血糖，⑥ステロイド使用中，⑦妊婦，といった状況を取り上げてみました．それ以外にももちろん，感染症，末期がん，胃管治療中など，いろいろな患者に遭遇することがあると思います．それらも含めたいずれの状況においても，**最終的には退院したあと，どのようにその治療を継続するか**ということを常に念頭に置くことがきわめて重要です．

（弘世 貴久）

2 中等度～高度肥満合併の場合

入院を要するようなコントロール不良な肥満合併糖尿病患者の場合，食後高血糖だけでなく空腹時高血糖も伴っていることが多いため，**追加インスリンと基礎インスリンの両方を補充**する必要があります．両者を同時に導入しますが，基礎インスリンの増量を優先し，空腹時血糖値の正常化を目指します．

また，肥満患者は過食をしている場合が多く，食事療法が困難な状況でのインスリンの増量は，肥満を助長するため注意が必要です．その意味でも，入院の際は**基礎インスリンを十分に補充しておき，なるべく少量の追加インスリンで食後血糖をコントロールすることが望ましい**です．

1 インスリン非分泌系の経口糖尿病治療薬を併用する（表1）

インスリン治療で血糖値安定後に経口糖尿病治療薬を併用すると，さらに良好な血糖管理や，インスリン量の節減および体重増加の軽減が期待できます．投与の際は，インスリン抵抗性の改善，低血糖，体重増加や食欲亢進を起こさせない薬物の選択などの注意が必要です．

肥満合併糖尿病患者はインスリン抵抗性を有しており，**チアゾリジン薬**あるいは**ビグアナイド薬**が有効な場合が多いです．

私たちはインスリン療法とチアゾリジン薬併用療法の臨床試験，ACTION-Jを発表しています[1]．インスリン治療中の2型糖尿病の外来患者を対象にピオグリタゾン（アクトス®）を併用することの有効性を，非併用群と比較検討した研究です．アクトス®群では対照群に比べ，HbA1c値，インスリン使用量や投与回数が有意に低下しました．ビグアナイド薬も同様にインスリン減量が可能という報告は多いです．

2014年4月に上市された**SGLT2阻害薬**は，臨床試験で有意

表1 肥満合併糖尿病患者への併用薬

	種類	作用や特徴	インスリン量・回数減少作用	体重変化
インスリン非分泌系	ビグアナイド(BG)薬	肝臓での糖新生抑制が主，末梢組織でのインスリン感受性改善作用	あり	減少
	チアゾリジン(TZD)薬	肝臓・骨格筋・脂肪細胞でのインスリン感受性改善作用	あり	増加の可能性
	α-GI薬	腸管における糖質の分解を抑制して消化吸収を緩徐にさせる	あり	減少
	SGLT2阻害薬	近位尿細管でのグルコース再吸収阻害による尿糖排泄促進作用	あり	減少
インスリン分泌促進系	DPP-4阻害薬	血糖依存性のインスリン分泌促進とグルカゴン分泌抑制作用．従来のインスリン分泌促進系薬で起こりやすい体重増加や低血糖が起こりにくい	あり	不変
	GLP-1受容体作動薬	摂食中枢に抑制的に働き，また迷走神経求心路と遠心路を介して胃の蠕動運動を抑制し胃内容物排出を低下させ，摂食量と体重を減少させる	あり	減少

な体重減少効果が認められ[2]，肥満合併糖尿病患者には非常に適しています．脂肪分解促進作用と脂肪合成の減少作用により，インスリン抵抗性を改善させる可能性も示唆されています[3]．

いずれの薬剤でも，経口糖尿病治療薬併用開始の際はインスリン減量あるいは血糖低下時のインスリン減量を指示するなど，低血糖への注意が必要です．

2 DPP-4阻害薬を併用する

DPP-4阻害薬の単独投与では体重増加や低血糖が起こりにくく，ほとんどのDPP-4阻害薬はインスリン療法と併用可能です．しかも，インスリンとの併用ではSU薬併用と異なり，低血糖のリスクはあまり増加しません．ただし，あくまでインスリン療法自体には低血糖がつきものですので，他の経口糖尿病治療薬と同様に注意が必要です．

3 GLP-1受容体作動薬で過剰な食欲をコントロールする

GLP-1受容体作動薬には，摂食中枢への作用による食欲抑制効果や体重減少効果が認められており，過食のある肥満患者にはよい適応です．2013年より一部のGLP-1受容体作動薬はインスリンとの併用も可能になりました．併用の際には低血糖に注意が必要です．現在ではリキシセナチド(リキスミア®)と基礎インスリン製剤との併用および，リラグルチド(ビクトーザ®)とすべてのインスリン療法との併用が可能です．さらに，最近発売された週1回注射の時効型GLP-1受容体作動薬のデュラグルチド(トルリシティ®，アテオス®)も，すべてのインスリン療法と併用可能です．

(土方 麻衣)

文献

1) Yasunari E, et al：Efficacy of pioglitazone on glycemic control and carotid intima-media thickness in type 2 diabetes patients with inadequate insulin therapy(ACTION-J). J Diabetes Investg **2**：56-62, 2011
2) Devineni D, et al：Canagliflozin lmproves glycemic control over 28 days in subjects with type 2 diabetes not optimally controlled on insulin. Diabetes Obes Metab **14**：539-545, 2012
3) Obata A, et al：Tofogliflozin improves insulin resistance as well

as glucose tolerance by ameliorating fatty liver and obesity. American Diabetes Association（ADA）73rd Annual Scientific Sessions, Chicago, IL, June 21-25, 2013

Column ⑬

食事，運動療法がやっぱり大事

　研修医や入局間もない医師は，糖尿病患者を入院でみることが多いと思います．4回の注射を用い，見事に血糖コントロール．でも，それで糖尿病をマスターしたと思ったら大間違い．慢性疾患である糖尿病の治療は，退院してからが本番だからです．入院中の食事療法では本人の意思にかかわらずちゃんと理想的な食事が医師の指示に従って出されるので，あとはインスリンの匙加減となるわけです．しかし，指示している治療食，たとえば「1,600 kcalとはどんな食事なのか？」を具体的に理解できているでしょうか？実は研修医は，カロリー計算はできても実際に出されている食事がどんなものか，わかっていない場合がきわめて多いです．どうしても，食事療法の指導を管理栄養士に丸投げにする傾向があるのは感心できません．食品交換表を1度はみてもらいたいですね．一番手っ取り早いのは，糖尿病患者の主治医になったら必ず，自分の受け持ち患者にどのような食事が出されているのか病室まで見に行くことです．そして，患者とそこで食事について語り合いましょう．本当の食事指導はそういうことから始まると私は信じています．

（弘世 貴久）

VIII 特殊な状態や患者のインスリン治療をマスターする

3 肝硬変・慢性肝疾患の場合 —高血糖・低血糖,肝動脈塞栓術や硬化療法後のインスリン変化

1 肝疾患における糖代謝異常

　肝臓は,糖の取り込みと放出により血糖を調整している,糖代謝における主要臓器の1つです.肝硬変などで肝障害が生じてくると,糖代謝異常を引き起こします.これはいわゆる**肝性糖尿病**といわれるもので,二次性糖尿病の1つです.肝硬変患者の60〜80%に耐糖能異常,10〜15%に糖尿病が発症するといわれています.

　肝硬変患者の糖代謝異常は,**空腹時血糖値が正常あるいは低めにもかかわらず,食後高血糖となる**ことが特徴です(図1)[1].高血糖の機序は,①肝細胞数低下による肝臓に取り込まれるグ

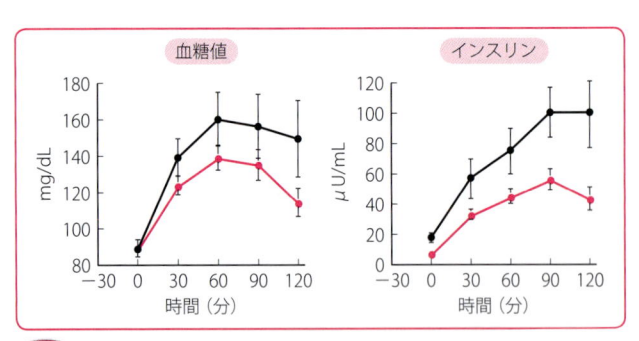

図1 75g経口ブドウ糖負荷試験時の血糖およびインスリンの変化

●:肝硬変患者,●:コントロール患者
肝硬変患者ではコントロール患者と比較して空腹時血糖値では差がないが,負荷後に高血糖を認める.インスリンは肝硬変患者では空腹時・負荷後とも有意な上昇を認めた.

(Petrides AS, et al:Effect of physiological hyperinsulinemia on glucose and lipid metabolism in cirrhosis. J Clin Invest **88**:561-570, 1991)

ルコースの減少，②グリコーゲン合成低下，③門脈－大循環シャントにより肝臓に流入する門脈血流量の低下および門脈血の大循環への直接流入，④骨格筋など末梢組織におけるインスリン抵抗性などが報告されています．インスリン抵抗性は2型糖尿病よりも強いといわれ，高インスリン血症を認めます．また，肝臓内グリコーゲン貯蔵の減少と糖新生の低下のため，食前や深夜に低血糖を起こしやすいことにも注意が必要です．しかし，インスリン分泌の過剰な状態が長期に及ぶと，膵β細胞の疲弊が起こりインスリン分泌不全となり，徐々に空腹時高血糖も認めるようになってきます．

慢性肝炎の段階では，肝硬変のような肝細胞数やグリコーゲン低下，門脈－大循環シャントなどはありませんが，しばしば糖代謝異常を認めます．この原因の1つとして，C型肝炎ウイルス（HCV）がインスリン抵抗性を惹起することが報告されています．

2 肝性糖尿病の治療の実際

a まずは食事療法・運動療法を

慢性肝疾患では，食事療法や運動療法は通常の糖尿病と同様に指導します．とくに肥満や飲酒は糖尿病のみでなく肝疾患予後の増悪因子でもあり，生活習慣の指導は重要です．

肝硬変まで進展してくると，食事療法や運動療法は少し変更が必要です．食事は**たんぱく異化亢進を予防するために30〜35 kcal/kg/日を目標**とします．分岐鎖アミノ酸を多く含む経腸栄養剤を眠前などに補食することは，栄養の改善や深夜の低血糖予防に有用ですが，カロリーが高いのでカロリー過剰にならないように注意してください．運動療法は，肝機能悪化や静脈瘤破裂の報告もありますので**軽度の運動にとどめ，筋肉量の維持やインスリン抵抗性の改善**を目指します．

b 次に薬物療法

食事療法,運動療法で血糖コントロールがうまくいかない場合には薬物療法が必要です.

1) 非代償性肝硬変などの重症な肝障害

インスリン治療の絶対適応です.病態生理や薬物代謝,薬剤の副作用などから,経口血糖降下薬はほとんどの製剤で禁忌や慎重投与となります.

2) 肝硬変

食後高血糖が特徴のため,空腹時血糖値がよほど高くなければ**速効型インスリンまたは超速効型インスリンによる食前頻回注射から開始**します.インスリン抵抗性が強いため,インスリン必要量が多くなることもしばしば経験します.速効型インスリンと超速効型インスリンとの選択には,現在のところ明確なエビデンスはありません.食後高血糖の持続時間や,退院後のライフスタイルに合わせてインスリンを選択します.たとえば化学療法や腹水貯留などで食事がとれなくなることが予測される場合には,食事量に応じて食直後に投与量を調整できる超速効型インスリンのほうが,低血糖のリスクが少なくなります(p.135「Ⅶ-4 術後帰室時のCVIIコントロールのしかた」参照).

3) 十分に追加インスリンを投与しても,空腹時高血糖を認める症例

持効型溶解インスリンの追加を少量から開始します.肝硬変では深夜にも低血糖が起こりやすいため注意が必要です.とくに眠前血糖が良好にもかかわらず早朝空腹時高血糖の場合には,深夜の低血糖がないかを確認します(Somogyi効果,p.74 Column⑨参照).また血糖コントロールが安定してきたら,退院前に一度は深夜2〜3時ごろの血糖を評価し,低血糖がないことを確認しましょう.

4) 代償性肝硬変や慢性肝疾患で,血糖コントロールが比較的良好の場合

少量の経口血糖降下薬を開始して,慎重に経過をみることも可能です.メトホルミンはC型肝炎由来の患者や2型糖尿病患

者で肝がん抑制の報告があり，軽症の肝性糖尿病では有用と考えられます（重症な肝障害では禁忌）．SU薬では遷延性低血糖や夜間低血糖のリスクが高く，とくに注意が必要です．また，血糖コントロールが慢性肝疾患からの発がんや，肝細胞がん（HCC）の予後および進展に影響するという報告があり，経口血糖降下薬で血糖コントロールがうまくいかない場合は，安易に増量せず早期にインスリン治療に切り替えるほうが安全です．

3 肝動脈塞栓術や硬化療法の治療後

　肝性糖尿病の患者は，HCCの肝動脈塞栓術（transcatheter arterial embolization：TAE）や食道静脈瘤の硬化療法（endoscopic injection sclerotherapy：EIS）の治療の際は血糖変動に注意が必要です．

　食道静脈瘤にEISを行うと，側副血流が低下し門脈血流が増加します．このため肝臓での血糖の取り込みが増加し，かつインスリンは肝臓で効率よく使用されるため，**必要インスリン量が急に低下してくる症例がみられます**．

　TAEのときはどうでしょうか．TAE後の門脈血流量は，術前の肝機能が軽症または高度な症例では変化がないものの，術前の肝機能が中等度の症例では，低下することが報告されています[2]．すなわち術前の肝機能が中等度の症例では，EISとは逆に必要インスリンが増える可能性がありますが，発熱や腫瘍量縮小もインスリン必要量に影響を及ぼすため，**さまざまな血糖変動**が考えられます．

　いずれにしても治療後食事が再開した際には，**インスリン量が変動する可能性を理解し，血糖値をみながら慎重にインスリン量を調整してください**．

4 肝硬変患者の糖代謝指標で注意すること

　肝硬変患者ではHbA1cは脾機能亢進による赤血球寿命低下のため低値に，グリコアルブミンは血中アルブミンの半減期の

延長により高値になります[3]．このため，**肝硬変患者における血糖コントロール指標には血糖値そのものによる評価が必要**です．食前血糖値のみでなく，食後血糖値の評価も行います．インスリン導入時には，入院の場合は同時に，外来診療でも早めに**血糖自己測定（SMBG）を導入**しましょう．

(安藤 恭代)

文献

1) Petrides AS, et al：Effect of physiologic hyperinsulinemia on glucose and lipid metabolism in cirrhosis. J Clin Invest **88**：561-570, 1991
2) 三浦行矣，ほか：TAEが門脈血行動態に及ぼす影響．肝胆膵 **51**：443-450, 2005
3) 小野雅也，ほか：Glycated serum protein（GSP），glycated albumin（GA）及びfructosamine．日本臨牀 **60**〔増刊8 新時代の糖尿病学（2）〕：415-419，2002

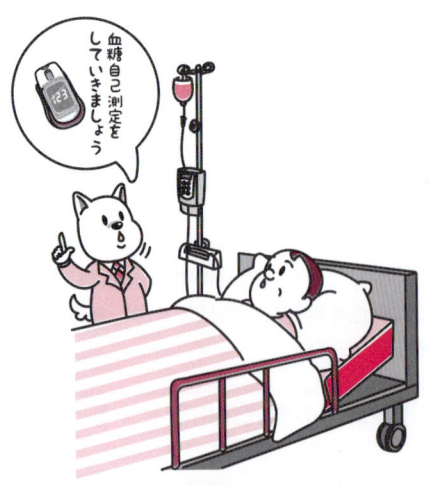

入院でのインスリン導入時には血糖自己測定（SMBG）を同時に導入する

VIII 特殊な状態や患者のインスリン治療をマスターする

4 膵臓がんで膵全摘出術後の場合

1 増加する膵臓がん

　膵臓がんは近年増加傾向にあり，わが国においては2009年全がん死亡数では男性5位，女性4位となっています．また2006年の統計解析では男性13,768人，女性11,722人で，粗率は男性22.1，女性は17.9と発生率の割に非常に高い死亡率を示し，予後の悪い疾患です[1]．しかし，2007年に報告された通常型膵がん切除例（全stage）のわが国における生存率推移は，1981〜1990年が3年生存率16.3％，5年生存率11.2％，1991〜2000年が3年生存率20.1％，5年生存率14.5％，2001〜2004年が3年生存率23.2％（5年生存率は未報告）と着実に予後の改善を認めます[2]．今後治療の進歩により，さらなる予後の改善も期待されますが，膵がん術後の患者の長期生存例増加に伴い，術後のインスリン管理はマスターしておくべきでしょう．

　ここでは，膵臓がんで膵全摘出術を行った場合のインスリン治療について取り上げます．

2 膵全摘出後の患者の特徴

　膵全摘出術を行う患者の原疾患は多くが悪性疾患であること，手術後で食欲低下がみられること，腹腔神経叢の障害や膵外分泌機能低下により下痢をきたしやすいことから，高齢者，やせ型の患者が多いです．

a どのようなことに注意が必要か

　やせ型であることは，肝臓・筋肉・脂肪組織など体内での貯蓄熱量が減少していることを示します．絶食時の糖新生能力が

低下しているため，食事時間の遅れや少しの運動量増加だけでも容易に低血糖に陥ることになります．

さらに膵全摘出術後の患者では，膵β細胞だけでなく，膵臓のグルカゴン分泌細胞（α細胞）や外分泌機能も失われています．グルカゴンの欠如により糖新生が抑制され，より低血糖のリスクが高くなり遷延しやすいことに注意が必要です．

術後のストレスや感染などの影響で血糖値が上昇している場合は，一時的に必要インスリン量は増加します．しかし原因の改善に伴い血糖値が突然低下し，遷延性低血糖に陥ることもありますので，**患者の病態や治療内容について常に把握し血糖推移を予測する**ことが重要です．

ⓑ インスリン必要量

インスリン分泌の欠如している膵全摘出術後の患者では**基礎インスリン投与が必須**であり，インスリンの中断により容易にケトアシドーシスに陥ることになります．やせ型や術後間もない膵全摘出術後の患者では，脂肪摂取量が少ないだけでなくインスリン拮抗ホルモンのグルカゴンの欠如もあるため，基礎インスリンの必要量は少なめです．

また，追加インスリンは食事摂取量とも関係します．術後の患者は食事摂取量が少ないこともあり，インスリン追加分泌量も少なくなっています．

3 膵全摘出術後の患者のインスリン治療

これらを踏まえ，膵全摘出術後の患者のインスリン治療についてみていきます．

当然ですが，**インスリンの絶対適応**となります．点滴管理中の患者のインスリン投与法には，皮下注と持続静脈内投与の2種類がありますが，とくに周術期の不安定な血糖コントロールには，厳格で良好な血糖コントロールを目標に持続静脈内投与を用いることが原則です．

インスリンの持続静脈内投与には，インスリンを点滴内に混

注する方法（点内注）と，シリンジポンプによる持続静脈内インスリン注入療法（CVII）の2種類があります．末梢静脈輸液では点内注でコントロールも可能ですが，点内注でコントロール困難な場合は，CVIIへ切り替える必要があります．また，含有糖質（グルコース）が多い高カロリー輸液においても点内注で開始することも可能ですが，症例によっては良好な血糖コントロールが難しく，CVIIが必要になることがあります（具体的な処方に関しては「Ⅴ章　ブドウ糖（グルコース）入り輸液をマスターする」を参照）．

ⓐ インスリン投与量の調節方法

　膵全摘の影響でインスリン，グルカゴンの双方が欠落しているため，糖尿病はbrittle型となりやすく，**インスリン投与量の調節は1単位ずつの増減とし，低血糖に十分注意**する必要があります．**低血糖時の指示は必ず出しておきましょう**．また，低血糖になってしまった場合は遷延することが予想されるため，**グルコース投与後にも必ず数回血糖値を確認**します．

ⓑ 膵外・内分泌機能補充療法

　膵全摘出術後の患者は，膵外分泌機能低下による消化不良が生じ低栄養状態に陥りやすいため，十分な食事摂取とともに**膵外・内分泌機能補充療法が必須**となります[3]．消化不良はイコール吸収の不安定であり，血糖値の不安定へとつながり血糖管理にも大きく影響するので，術後の消化酵素配合剤（ベリチーム®，エクセラーゼ®など）や膵酵素剤（パンクレアチン®など）の十分な投薬について外科の医師と相談して行うようにしてください．

4 退院後の治療と退院に向けての指導

　退院後の治療はbasal-bolus療法が基本であり，また，患者によっては持続皮下インスリン注入療法（CSII）の適応にもなります．1型糖尿病患者と同様，生命維持のためにインスリンは

必須となるので，**シックデイに関する指導**はとても大切です．

また，**低血糖時の対応に関する指導**も忘れずに行いましょう．膵全摘出術後の患者では，グルカゴン分泌も欠如しているため，低血糖のリスクが高くなります．とくに重症低血糖などで意識レベルの低下を生じている場合，在宅ではグルコース静注を行うことが難しいので，グルコースの舌下投与法やグルカゴンの筋注法を指導しておきます．退院時には同居家族へ**グルカゴンを処方**するのを忘れないようにしましょう．

(小林 結香)

文献

1) 厚生労働省大臣官房統計情報部(編)：人口動態統計．厚生労働省ホームページ(http://www.mhlw.go.jp/)
2) 日本膵臓学会膵癌登録委員会：膵癌登録報告 2007 Stage ごとにみた通常型膵癌切除例の生存率推移．膵臓 **22**：e40-e44，2007
3) 鈴木修司，ほか：長期生存例からみた膵癌手術症例の生理学的機能の評価．膵臓 **27**：686-690，2012

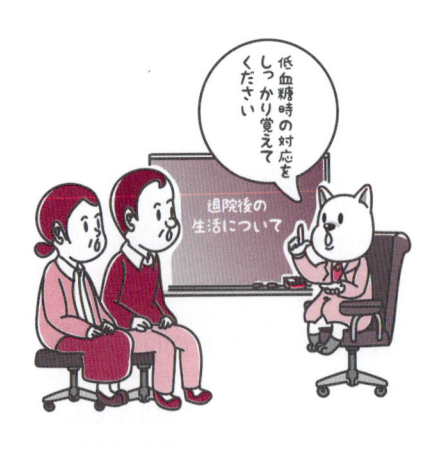

退院時は低血糖時の対応に関する指導をするとともに
同居家族へグルカゴンを処方する

VIII 特殊な状態や患者のインスリン治療をマスターする

5 高齢・認知症患者の場合
―施設への転院のしかた

1 増加する高齢者の糖尿病と認知症

わが国は超高齢化社会を迎えており，2060年には全人口の4人に1人が後期高齢者になると推定されています．糖尿病は加齢とともに増加する疾患で，後期高齢者が増えるということは，認知症を伴う糖尿病患者が増えることを意味します．また，糖尿病合併症は全身臓器にみられますが，認知機能障害も糖尿病合併症の1つと考えられています．『糖尿病治療ガイド2014-2015』には，「高齢糖尿病患者の認知症リスクは，アルツハイマー型認知症および脳血管性認知症ともに非糖尿病患者の2～4倍である」と記載されています．

ここでは，認知症を伴う高齢糖尿病患者の治療のポイント，家族による自宅への受け入れが困難で転院となった場合のインスリン治療を含めた対応法などを説明します．

2 高齢あるいは認知症の糖尿病患者の血糖コントロールのしかた

まず，高齢の糖尿病患者が入院した際の血糖コントロールについて考えます．高齢者の重症低血糖は1回でも認知症のリスクとなり，2回以上起こした場合，そのリスクは約1.80倍になるといわれています．また，ACCORD試験やVADT試験では強化療法群での重症低血糖の頻度が高く，これらの研究を含むメタ解析の結果から，厳格な血糖コントロールの副産物として死亡率が有意に高いという不良な転帰につながった可能性が示唆されています．このことから，高齢糖尿病患者では低血糖の出現に細心の注意を払い血糖コントロールを行うことが重要と考えられます．

そのため，SU薬の投与やインスリン治療をしている場合に

は，HbA1cを過度に低下させないこと，SU薬はできるだけ少量とし，可能であれば低血糖リスクの少ない薬剤（DPP-4阻害薬などのインクレチン関連薬など）に変更を試みることが勧められます．

a 血糖コントロール目標はどうするか

血糖コントロール目標は，認知機能が保たれた健康な高齢糖尿病患者では，認知症予防のために**HbA1c 7.0％未満**（空腹時血糖値130 mg/dL未満，食後2時間血糖値180 mg/dL未満）を目指します．認知症を合併した患者でも認知機能やQOLを保つ糖尿病の治療が必要ですが，中等度以上の認知機能低下，インスリン治療者，低血糖のリスクが高い患者，多くの併発疾患や機能低下がある患者では，高血糖による糖尿病昏睡をきたさない治療を目標とし，**HbA1c 8.0％未満**に設定することが望ましいでしょう．

では，具体的な治療内容についてみていきましょう．

b 食事療法はどうするか

まず食事療法に関しては，認知症があるとなかなか指導が困難な場合も多いですが，同居している家族などがいる場合は**カロリー制限よりもバランスを重視した食事**を指導します．とくに十分なビタミンB群（B_1，B_2，葉酸，B_{12}）や抗酸化ビタミン（ビタミンA，ビタミンEなど）をとることが，認知機能悪化の防止の観点から大切です．

運動療法は，一般に中年期の運動（週3回）は認知症を予防することが知られており[1]，認知症合併例でも身体機能や認知機能の維持に効果がありますので，入院中のリハビリにも配慮が必要です．

c 薬物療法はどうするか

薬物療法に関しては，アドヒアランス向上のため経口薬を一包化し，服薬タイミングを1日1回に統一することが大切です．ただし**SU薬は低血糖のリスクが高いため，一包化する際には注意が必要です**．食事をとらないときに，他の薬と一緒に飲ん

でしまうと重症低血糖を起こす危険性があるからです．また DPP-4阻害薬やGLP-1受容体作動薬などのインクレチン関連薬は，高血糖の是正，低血糖の防止，血糖変動の減少，インスリン抵抗性改善などの作用以外に，脳に対する直接作用により認知機能低下を抑制する可能性があると報告されています[2]．

d インスリン療法はどうするか

　高齢であっても血糖改善が不十分な場合は，インスリンによる治療を積極的に行います．高血糖で入院となった場合でも，緊急性がない症例ではまず糖尿病食を開始し，1～2日は外来治療を継続します．高齢者の血糖コントロールの悪化は，過食や怠薬，不動によることが少なくないためです．

　明らかな原因がある場合には低血糖のリスクも高くなるため，外来での投与量から減量しておきましょう．たとえば**インスリンならば7～8割に減量して開始**します．

　入院後も内服薬では高血糖が持続する場合や，インスリン絶対適応の患者ではインスリン導入を行います．高齢者でもインスリンの導入方法は大きく変わりませんが，低血糖には十分に注意してください（「Ⅱ章　いよいよ，インスリン導入！」参照）．

　血糖コントロール安定後は，頻回注射は患者のADLの低下や家族の協力が得られにくいなど社会的背景を考慮して，可能であれば1日1回持効型溶解インスリン，または経口糖尿病治療薬との併用のBOTに変更することも検討します．BOTにおける内服タイミングも，できるだけ注射時間に合わせるようにします．

　患者が高齢の場合は，注射を自分で打てないことが多いため，早期に家族に注射手技および血糖自己測定（SMBG）を指導することが重要です．家族の協力が得られない場合には，訪問診療を導入する，数ヵ月に1回糖毒性解除のため入院加療を行うなどで対応します．

3 施設へ転院する際の糖尿病治療のポイント（表1）

　転院先の施設としては，①医療保険施設（一般病棟，医療療

表1 転院の際の糖尿病治療のポイント

- 可能であればインスリン療法よりも内服療法がベター
- インスリン注射の回数はできるだけ少なく

養病棟，障害者施設・特殊疾患病棟，在宅療養支援病院・診療所）と②介護保険施設（介護療養型医療施設，介護老人保健施設，介護老人福祉施設）の2つがあります．①と②は簡単に，高度な医療処置を要するか否かで分けられます[3]．とくに介護保険施設へ入所する際は，糖尿病の治療内容が大切となります．

転院先では医師・看護師の数やコストの問題があり，インスリン療法よりも**内服療法のほうが好まれます**．施設入所が必要な場合には一度，内服療法へ変更できないか検討が必要です．

インスリン療法を要する場合でも，注射の回数が少ないほうが受け入れられやすくなりますので，**BOTやBasal Plus**，あるいは**混合型インスリンなどへの変更も検討**します．また，最近では持効型溶解インスリンの隔日投与や週3回投与に加え，週1回のGLP-1受容体作動薬の併用なども検討に値するでしょう．

また，内服のタイミングやインスリン注射のタイミングは，可能であれば**朝などに統一**しましょう．しかし施設によっては，インスリン注射が可能な時間に制限がありますので，受入側の状況を含めて検討します．さらに採用薬剤も限られていますので，できるだけ新薬は使用しないほうが無難です．施設の採用薬剤に応じて，薬剤変更できないか検討しましょう．

（小林 結香）

文献

1) 荒木 厚：高齢糖尿病患者と認知症．日臨内科医会誌 **28**：459-466，2013
2) McClean PL, et al：The Diabetes drug liraglutide prevents degenerative processes in a mouse model of Alzheimer's disease. J Neurosci **31**：6587-6594, 2011
3) 厚生労働省保険局総務課 厚生労働省ホームページ（http://www.mhlw.go.jp/）

VIII 特殊な状態や患者のインスリン治療をマスターする

6 低血糖を繰り返す場合のチェックポイント

1 低血糖を生じる病態とは

　血糖値が60～70 mg/dL未満に低下した状態が低血糖症で，冷汗や動悸，振戦などの典型的な症状が出現します．図1A[1]に示すように，健常者では血糖値が80 mg/dL以下になるとインスリン分泌が抑制され，視床下部の摂食中枢が血糖低下を感知して摂食を促します．さらに血糖値が65～70 mg/dL以下になるとグルカゴンとアドレナリンが分泌され，交感神経刺激症状として冷汗，動悸などの症状を呈し警告を発します[2, 3]．この時点で，摂食行動をとらなかったり，血中インスリン濃度が高いままだとどんどん中枢神経障害が進行し，昏睡となってしまいます．低血糖時のグルカゴンやアドレナリン分泌閾値は，低血糖を頻回に起こしている患者や内因性インスリン分泌が枯渇している1型糖尿病患者では低下する場合があります．また，2型糖尿病患者でも自律神経障害を合併しているとグルカゴンやアドレナリン分泌が障害されます．

　当直のとき，糖尿病患者が低血糖による意識障害で救急搬送される場面に遭遇すると思います．上記のような患者はグルカゴンやアドレナリンの分泌閾値低下や分泌不全のため交感神経刺激症状が乏しく（図1B）[1]，低血糖と気がつかず摂食行動がとれません．このため，いきなり意識障害で倒れてしまう無自覚低血糖を起こしやすくなっています．無自覚低血糖は大変危険であり，大事故に繋がったり，死亡に至る場合もあり注意を要します．家族や周囲の人にも協力を促し，患者がちょっとでも普段と違う様子の場合には，ブドウ糖を飲むように促すことをお願いしておくのも大事です．

　患者は低血糖が頻回に起こると恐怖のため過食となり，血糖

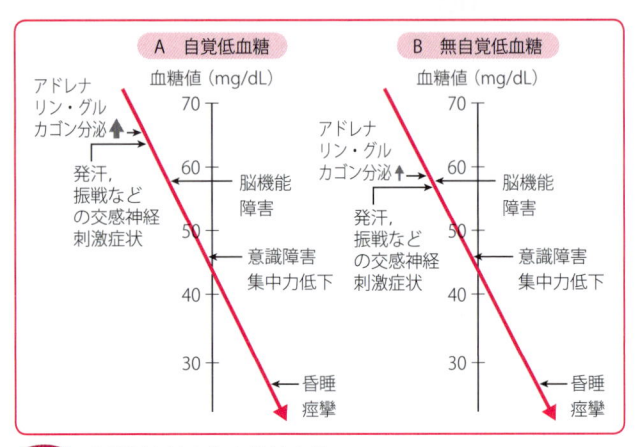

図1 ▶ 自覚低血糖と無自覚低血糖のシェーマ

(Gareth Williams, et al：Handbook of Diabetes, 3rd ed, Blackwell Publishing, Oxford, 2004 より改変)

コントロールが悪化したり不安定になってしまいます．夜間低血糖が起こると危険なことはもちろん，いわゆるSomogyi効果で早朝空腹時高血糖となり，血糖コントロールが不良となる場合もあります(p.74 Column ⑨参照)．

2 入院中に低血糖により血糖コントロール不安定をきたす疾患や病態

a 早朝空腹時高血糖の原因は？

まずチェックしなくてはならないのが，**基礎インスリン量が不足していたため早朝空腹時血糖が高値になってしまう場合**です．

それと対極に位置するのが，夜間の低血糖によるSomogyi効果です．つまり，夜間低血糖により肝臓からのグルコース放出が亢進し，その結果早朝から午前中に高血糖となる現象です．原因として多いのが，**基礎インスリンや夕食時の速効型インスリン過量**によるものです．暁現象にも注意が必要です(p.74 Column ⑨参照)．

また，頻度はそれほど高くはありませんが，**インスリン抗体の存在**があげられます．早朝空腹時高血糖の患者で，インスリン注射歴が長い患者は一度検査してみましょう．

❺ 日中の血糖コントロール不安定の原因は？

まず考えるのはインスリン注射と血糖上昇カーブが一致しない場合ですが，気をつけなくてはならないのが**入院中の間食**です．説明不能な血糖不安定が続く場合は，注意して観察してみてください．

また，**胃切除後の患者**では高血糖と低血糖を繰り返しやすいです．低血糖を繰り返したこんな2例を経験しましたのでご紹介します（症例①，②）．

> **症例①：インスリン抗体陽性例**
> 73歳，女性．39歳から2型糖尿病で治療しており，49歳からインスリン療法開始となりました．66歳ごろから，空腹時，とくに早朝に低血糖発作を起こすようになり，72歳からはほぼ毎日早朝空腹時に低血糖発作が出現するようになりました．空腹時インスリン値は182.4μU/mLで，インスリン抗体80.4％でした．
>
> この患者は，長年のインスリン注射によりインスリン抗体ができてしまったと考えられます．一般的にはインスリン注射によりインスリン抗体が陽性となっても低血糖は起きにくいといわれていますが，この患者のインスリン抗体は低血糖を起こしやすい特殊なインスリン抗体でした．図2にこの患者の持続血糖モニターを示しますが，早朝空腹時に多く低血糖が出現しているのがわかります．インスリン抗体を有する患者は，深夜から早朝に低血糖を起こす場合が多いです．これは，日中にインスリン抗体と結合して不活化されていたインスリンが，夜間に抗体から遊離して作用することで引き起こされます[3]．

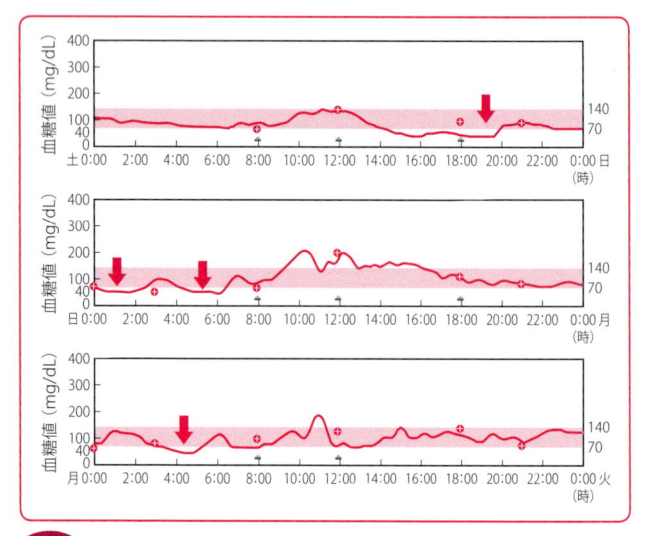

図2 インスリン抗体陽性患者の持続血糖モニター
➕：血糖自己測定ポイント

症例②：胃切除既往例

　75歳，男性．1〜2年前から食後にボーッとすることがあるのは自覚していました．ある日，昼食2時間後にトイレで倒れ，意識がないのを家人が発見し近くの病院に救急搬送されました．救急外来での血糖値は30 mg/dLであり，グルコース静脈投与にて改善しました．75 g経口ブドウ糖負荷試験にて負荷前85 mg/dL，負荷後30分189 mg/dL，60分111 mg/dL，120分67 mg/dL，180分46 mg/dLと低血糖があり，インスリノーマ疑いで当院へ紹介されました．
　外来で既往歴を聞いたところ，7年前に胃がんで胃切除しており，胃切除による反応性低血糖であることがわかりました．問診も重要です．

3 高齢糖尿病患者は低血糖にとくに注意！

　低血糖で救急搬送される患者の大半は高齢糖尿病患者です．高齢者は腎機能や肝機能の低下により薬剤が蓄積しやすかったり，栄養障害のため肝での糖産生がされにくかったり，自身の低血糖への対処能力が低いことが要因です．インスリン療法やSU薬を使用している高齢糖尿病患者はとくに過度な血糖コントロールを求めすぎないように気をつけましょう．

4 低血糖患者への対応で気をつけること

症例③

　85歳，女性．糖尿病歴35年で，20年前からグリベンクラミド1日5 mg（朝2.5 mg，夕2.5 mg）内服中でしたが，HbA1c7.8％であり，かかりつけ医からはもっと頑張るようにいわれていました．ある日，下痢と嘔吐のため夕食がほとんど摂取できませんでしたが，糖尿病の薬はやめてはいけないと思い，いつもどおり2.5 mg内服しました．夜中の2時ごろ，うなり声を上げているのに家人が気づき病院へ救急搬送，救急外来で初期研修医が初療を行いました．血糖値が28 mg/dLでしたので，20 gのグルコースを静脈投与したところすぐに意識が回復し，帰宅となりました．その後，再度就寝しましたが，朝になっても起きてこないので家人が心配し見に行ったところ，意識がなかったので，再度当院へ救急搬送されました．血糖値は35 mg/dLであり，20 gグルコースの静脈投与と10％ブドウ糖液の持続点滴が開始され入院となりました．

　SU薬は，作用が遷延していったん血糖値が上がっても再度血糖が低下する場合があり，入院して経過観察することが必要になる場合も多いです．外来で様子をみる場合は，**グルコース**

を投与して血糖値が上がっても，数時間は経過観察することが重要です．できればこのようなケースでは，グルコースの静脈注射だけでなく炭水化物の経口摂取をすすめると，再度の低血糖を防げる場合もあります．

（吉川芙久美・比嘉眞理子）

文献

1) Gareth Williams, et al：Handbook of Diabetes, 3rd ed, Blackwell Publishing, Oxford, 2004
2) 江川克哉：糖尿病における急性代謝失調 低血糖．日本臨牀 **66**：81-84，2008
3) 保坂嘉之，ほか：低血糖とその対応法．プラクティス **30**：291-296，2013

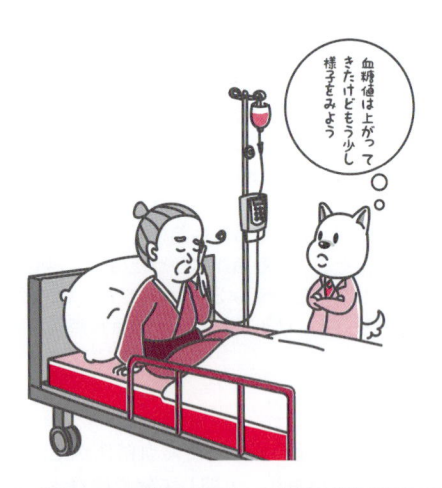

SU薬はいったん血糖値が上がっても再度血糖値が低下する場合があるので油断は禁物

VIII 特殊な状態や患者のインスリン治療をマスターする

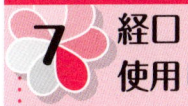

7 経口・点滴ステロイドを使用しているとき

1 ステロイドと耐糖能障害の関係

　ステロイドは副作用として耐糖能障害をきたすことがよく知られています．その作用機序としては，①肝細胞での糖新生亢進，②筋肉・脂肪組織でのインスリン抵抗性の増大，③膵臓でのインスリン分泌低下やグルカゴン分泌促進，④ステロイドによる食欲増進作用があげられます．

　非糖尿病患者でも，ステロイド治療により5～25％が糖尿病を発症し，ステロイド糖尿病とよばれます．通常，ステロイド治療開始後1年以内に発症することが多いと報告されています．また，糖尿病患者にステロイド投与を行うと，多くの例で血糖コントロールが悪化します．

　糖尿病患者は悪性腫瘍の発症リスクが高いことが知られていますが，悪性腫瘍に対する化学療法の多くでステロイドが併用されます．その他にもステロイド投与は膠原病や呼吸器疾患など多くの疾患の治療に用いられます．

2 ステロイド投与時の高血糖の特徴は？

　ステロイド投与における典型的な血糖上昇パターンは，**早朝空腹時血糖は正常値に近く，食後高血糖が顕著**となります．

　ステロイドの投与方法によっても高血糖のパターンは異なります．たとえばステロイドを午前中に1回投与する場合には，効果発現まで数時間を要することから昼から午後にかけて高血糖を呈します．このような症例では，早朝空腹時血糖値のみ検査していると高血糖を見逃す可能性があるため注意が必要です．

　また，ステロイドの種類によって糖代謝に及ぼす影響は異な

表1 ステロイドの種類と特徴

ステロイド分類	生物学的半減期（時間）	血漿消失半減期（時間）	糖質コルチコイド作用（抗炎症作用）	鉱質コルチコイド作用（Na貯留作用）	等価投与量（mg）	一般名
コルチゾン	短時間：8〜12	1.2〜1.5	0.8	0.8	25	酢酸コルチゾン
ヒドロコルチゾン		1.2〜1.5	1	1	20	ヒドロコルチゾン リン酸ヒドロコルチゾンナトリウム コハク酸ヒドロコルチゾン
フルドロコルチゾン			10	125	—	酢酸フルドロコルチゾン
プレドニゾロン	中時間：12(18)〜36	2.5〜3.3	3.5〜4	0.8	5	プレドニゾロン 酢酸プレドニゾロン コハク酸プレドニゾロンナトリウム リン酸プレドニゾロンナトリウム
メチルプレドニゾロン		2.8〜3.3	5	0.5	4	メチルプレドニゾロン 酢酸メチルプレドニゾロン コハク酸メチルプレドニゾロン
トリアムシノロン		—	4〜5	0	4	トリアムシノロン
デキサメタゾン	長時間：36〜54(72)	3.5〜5.0	25〜30	0	0.5〜0.75	デキサメタゾン リン酸デキサメタゾン パルミチン酸デキサメタゾン
パラメタゾン		5.0〜	10〜20	0	2	酢酸パラメタゾン
ベタメタゾン		3.3〜5.0	25〜30	0	0.5〜	ベタメタゾン リン酸ベタメタゾン

〔日本糖尿病学会（編・著）：糖尿病専門医研修ガイドブック，診断と治療社，東京，第6版，p371，2014〕

るため（**表1**）[1]，使用するステロイドによって治療方法を選択していく必要があります．

3 経口ステロイド長期投与時の血糖管理はどうするか

血糖上昇が軽度である場合には経口血糖降下薬も適応になりますが，**高血糖が持続する場合の治療はインスリン投与が基本**となります．

a ステロイドの種類ごとの血糖管理法

短時間〜中時間作用型のステロイドを朝分1投与の場合には，早朝空腹時血糖は正常値に近く，食後高血糖のパターンを示すことが多いです．ですので速効型インスリンもしくは，超速効型インスリンを朝1：昼2〜3：夕1のような比率で分割投与から開始します．あとは血糖日内変動から責任インスリンの考え方に基づき，投与量の調整を行います．

短時間〜中時間作用型のステロイドを分2投与や分3投与する場合や，デキサメタゾン（デカドロン®）など長時間作用型のステロイド投与時は，早朝空腹時血糖も高値となることもしばしばみられます．その場合は速効型インスリンまたは超速効型インスリンに加え，夕食前や就寝前に中間型インスリンまたは持効型溶解インスリンを2〜4単位程度から併用します．長時間作用型ステロイド投与の場合は，ステロイド投与終了後も1〜2日は高血糖が持続しますが，その後は急激にインスリン必要量が減るため低血糖に注意が必要です．

b 速効型インスリンと超速効型インスリンとの使い分け

超速効型インスリンで食後2時間血糖は抑制できても，食後3時間や次の食前に血糖値が再上昇してしまうようであれば，より作用持続時間の長い速効型インスリンのほうが好ましいと思います．しかしながら，速効型インスリンは作用発現時間の関係から食事30分前投与が基本となるため，退院後も継続可能かどうかを患者のライフスタイルをよく聴取しながら検討する必要があります．

C 中間型インスリンと持効型溶解インスリンとの使い分け

たとえばプレドニゾロン(プレドニン®)朝分1投与であれば,ステロイドの血糖上昇パターンと中間型インスリンの発現時間,最大作用時間,持続時間が類似するため,患者によっては中間型インスリンを朝1回投与する選択肢もあります.プレドニン®を分2や分3投与する場合や,デカドロン®やベタメタゾン(リンデロン®)など長時間作用型のステロイドを投与する場合は,1日を通して全体的に血糖上昇することが多いため中間型インスリンより持効型溶解インスリン追加を検討します.

4 点滴ステロイド使用時の血糖管理はどうするか

ステロイドパルス療法時には血糖値が400〜500 mg/dLまで一気に上昇することがある一方,通常であれば3日間と短期間投与となることから,超速効型インスリンか速効型インスリンによる**スライディングスケール**を用います(**表2**).しかしスライディングスケールの欠点として,食事摂取量が良好であれば血糖値の乱高下を誘発するため,**きわめて短期間の使用にとどめ,可能な限り早期からインスリン定時投与への切り替えを念頭に置き治療する**ことが重要です(**図1**).

表2 スライディングスケールの例

速効型インスリンまたは超速効型インスリン		スケール1	スケール2
食前血糖値 (朝・昼・夕)	150〜200 mg/dL	2単位	—
	201〜250 mg/dL	4単位	2単位
	251〜300 mg/dL	6単位	4単位
	301〜350 mg/dL	8単位	6単位
	351 mg/dL〜	10単位	8単位
就寝前血糖値	250〜300 mg/dL	—	2単位
	301〜350 mg/dL	2単位	4単位
	351 mg/dL〜	4単位	6単位

7 経口・点滴ステロイドを使用しているとき

A 食事療法のみの場合

（グラフ：血糖値(mg/dL) 朝食前約100→昼食前約250→夕食前約300→就寝前約360。朝食前にプレドニン®30mg投与）

B 食事療法＋スライディングスケールの場合

（グラフ：朝食前約100（プレドニン®30mg）→昼食前約250（ヒューマリン®R 4単位）→夕食前約120→就寝前約380（ヒューマリン®R 8単位）→夜間約40）

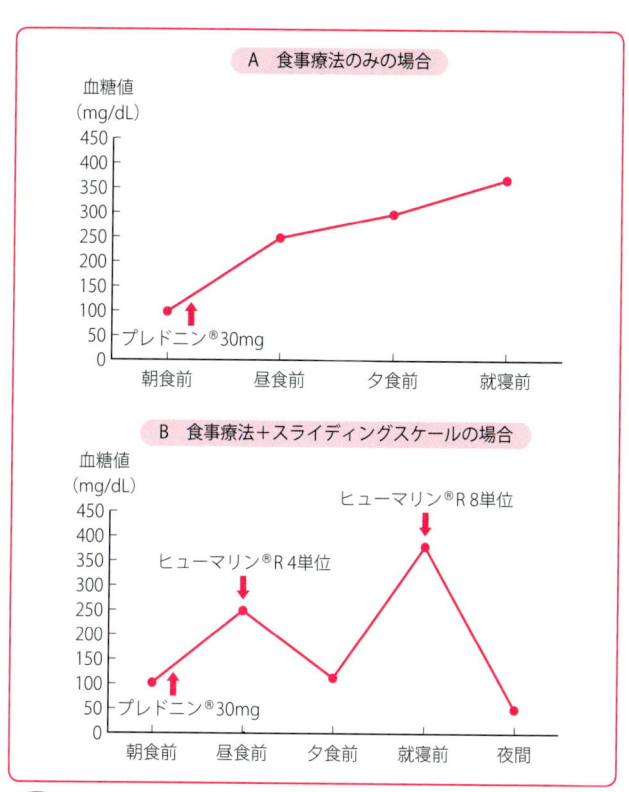

図1 ▶ スライディングスケールにより血糖値が乱高下した例

A：ステロイド糖尿病の症例．早朝空腹時血糖値は100 mg/dLぐらいだが，ステロイド（プレドニン® 30 mg）を内服すると昼は250 mg/dL，夕は300 mg/dLと血糖値が上昇していく．B：スライディングスケールを継続すると，朝は100 mg/dLなのでインスリンは打たない．昼には250 mg/dLでスケールにかかり，インスリン（ヒューマリン® R 4単位）が投与され血糖値は下がっていく．夕には120 mg/dLまで血糖値が下がりスケールにかからないのでインスリンを打たないが，食事摂取のため就寝前に再び高血糖になる．そこで再びスケールにかかりインスリン（ヒューマリン® R 8単位）投与され，夜中に低血糖になる．スライディングスケールを継続したままではこの状態がずっと続くことになる．

5 実際のインスリン調整法

症例①：長期ステロイド療法による高血糖のため内服開始するも改善がみられない例

65歳，女性．慢性関節リウマチでプレドニン®10 mg/分1（朝食後）内服を約1年続けています．1年前はHbA1c 6.1％でしたが，その後徐々に悪化を認め，シタグリプチン（ジャヌビア®）50 mgが開始されるも，HbA1c 9.5％まで悪化したため入院となりました．

➡ 実際にどう治療するか

①ジャヌビア®はいったん中止します．
②実測体重1 kg当たり0.2〜0.3単位より1日の必要インスリン量を計算します．この量を超速効型インスリンか速効型インスリンで朝1：昼2〜3：夕1に振り分けます．低血糖を起こさないように，少量から開始します．
③以降は責任インスリンの考え方に基づきインスリン投与量の調整を行います．

症例②：ステロイドパルス療法後にプレドニン®後療法を行う場合

62歳，女性．罹病期間5年の2型糖尿病患者で，BMI22.8の非肥満者です．間質性肺炎急性増悪のため呼吸器内科入院となりました．入院前はSU薬でHbA1c 6.2％とおおむね良好な管理でした．ステロイドパルス療法をメチルプレドニゾロン（ソル・メドロール®）1,000 mg点滴で3日間施行後，プレドニン®内服30 mg/分1（朝食後）を継続する予定です．

⇒ 実際にどう治療するか

① SU薬は思わぬところで低血糖を生じることや，食後高血糖抑制効果はそれほど強くないため内服中止します．血糖測定は各食前と就寝前に行い，ステロイドパルス療法中はスライディングスケールを開始します(表2)．食事摂取可能時や，肥満でインスリン抵抗性が強ければ「スケール1」を採用します．食事摂取不良や食止め時，やせでインスリン抵抗性が強くなければ「スケール2」を採用します．しかし，あくまで目安なので個々の症例で使い分けてください．

　ステロイドパルス療法は，症例によっては何クールか行うことがあります．その場合，2クール目以降は1クール目で使用したインスリンに対する血糖値の低下度を参考に，はじめから決め打ちにすることも考えるようにします．

② プレドニン®内服へ変更後，食事摂取が良好であれば速効型インスリンを症例①と同様に少量から始めます．食事摂取量が不安定であれば超速効型インスリンの食直後注射とし，食事摂取量(とくに主食摂取量)の程度でインスリン投与量の増減(たとえば主食が7～10割摂取できれば指示インスリン全量，4～6割で指示インスリンの2/3量，1口～3割で指示インスリンの1/3量投与)を行います．

③ 前日の就寝前血糖値が200 mg/dL前後にもかかわらず早朝空腹時血糖が高値であった場合には，持効型溶解インスリンを夕食前か就寝前に4単位追加します．前日の就寝前血糖値が300 mg/dL以上の場合は夕食後高血糖の影響が残るため，まず夕分の速効型インスリンや超速効型インスリンの増量を行い，夕食後高血糖の改善を優先します．

④ 以降は責任インスリンの考え方に基づき投与量を調整していきます．なお，ステロイド投与量を漸減する場合は，インスリン投与量も適宜減量します．プレドニン®1 mg当たり速効型または超速効型インスリンを1単位増減させる報告[2]もありますが，個々の症例で大きく異なりますのであくまで参考程度と考えてください．

> **症例③:化学療法投与時のみデカドロン®が投与される場合**
> 72歳,男性.無治療の糖尿病でHbA1c 12%のため入院.basal-bolus療法を導入し血糖値は改善しましたが,全身精査の結果,膀胱がん(Stage4)が判明し,デカドロン®を含む化学療法開始の方針となりました.

➡ 実際にどう治療するか

① デカドロン®などの長時間作用型ステロイドは,投与2〜3日後くらいまで高血糖が続くことがあります.ステロイド投与日から投与終了後まで,もともとの定時注射に加え,食前血糖値によりスライディングスケール(ミニスケール)による追加インスリンを投与します(表3).また念のため,就寝前にもスライディングスケールをかけます.

② ステロイドの血糖上昇効果が切れてきたら,追加投与を終了し定時注射のみとします.

③ 次回の化学療法時には,ステロイド投与中における追加投与分をあらかじめ上乗せして投与します.

表3 追加インスリン定時注射+追加投与の方法

①食前の血糖値次第で下記の量のインスリンを定時注射に追加する(ミニスケール)	
〜180 mg/dL	指示どおり(追加投与なし)
181〜250 mg/dL	定時指示量+2単位
251〜300 mg/dL	定時指示量+3単位
301〜350 mg/dL	定時指示量+4単位
351〜500 mg/dL	定時指示量+5単位
501 mg/dL〜	医師に連絡
②食欲低下時は食前指示インスリンを食直後注射とし,食事量により定時指示量を変更する(食事量スケール)	
7〜10割	定時指示量+①の追加分
4〜6割	定時指示量の2/3+①の追加分
1口〜3割	定時指示量の1/3+①の追加分

④ 多くは外来化学療法に移行するため,退院の際には患者に化学療法開始1日目,2日目,3日目,4日目以降のインスリン投与量を指導します(混同しないよう,書面で渡しましょう).

なお,担がん患者であれば,どこまで厳格な血糖管理をするかは原疾患の予後も考慮して決定してください.

6 退院に向けての調整

ステロイドによる高血糖に対しインスリン導入を行った場合でも,糖毒性が解除されたあとやステロイド投与量が減量された場合には,必要インスリン量が低下してくる症例も多くみられます.**ステロイド高用量継続の場合や,外来化学療法患者ではインスリン治療での退院が望ましい**と考えられます.しかし,高齢者などインスリン治療継続自体が困難となる症例で,必要インスリン量の少ない場合は,BOTや経口血糖降下薬への切り替えも可能な場合があります.

BOTや経口血糖降下薬への切り替えの詳細はp.63「Ⅲ-7 basal-bolus療法からBasal PlusやBOTへステップダウンするとき」,p.67「Ⅲ-8 basal-bolus療法から経口糖尿病治療薬に切り替えるには?」に譲りますが,ステロイド継続する症例では食後高血糖が主体となることが多いため**BOTはむしろなじまず**,α-グルコシダーゼ阻害薬や速効型インスリン分泌促進薬,DPP-4阻害薬やこれらの併用が有効な場合もあります.

近年発売されたSGLT2阻害薬にも食後高血糖抑制効果が報告されており[3],選択肢の1つとして期待されますが,発売されて間もないためステロイド糖尿病への使用経験が少なく,今後の使用経験の蓄積を待つべきと考えます.

その他ステロイドによる高血糖の機序を考慮したビグアナイド薬やチアゾリジン薬の選択や,ステロイドによる過食に対して食欲抑制効果を有するGLP-1受容体作動薬も選択肢の1つと考えられますが,まだデータ不足です.

なお,早朝空腹時高血糖を認める例にはSU薬も候補にあがりますが,肥満の助長や夜間低血糖のリスクに注意が必要で,

一般的ではありません．

(伊賀　涼)

文献

1) 日本糖尿病学会（編・著）：糖尿病専門医研修ガイドブック，診断と治療社，東京，第6版，p371，2014
2) 松田昌文：病棟血糖管理マニュアル 増補版 理論と実践，金原出版，東京，p98-100，2010
3) List JF, et al：Sodium-glucose cotransport inhibition with dapagliflozin in type 2 diabetes. Diabetes Care **32**：650-657, 2009

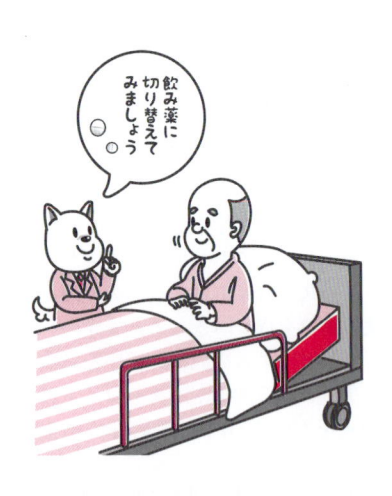

ステロイドの量が減れば経口血糖降下薬への切り替えも可能な場合がある

VIII 特殊な状態や患者のインスリン治療をマスターする

8 妊婦はとくに注意！

2008年に発表されたHAPO（hyperglycemia and adverse pregnancy outcome）studyの結果を受け，国際糖尿病・妊娠学会（IADPSG）により妊娠糖尿病（gestational diabetes mellitus：GDM）の新診断基準が提唱されました．わが国でも2010年7月より新診断基準（表1）[1]）が運用され，厳しくなった診断基準によりGDMの症例数は以前と比べ数倍に増加しています．

妊娠以前より糖尿病であった場合は「糖尿病合併妊娠」とよばれGDMとは区別されますが，いずれにしても高血糖の持続は児の先天奇形や流早産，妊娠高血圧症候群，巨大児をはじめとする周産期合併症を引き起こします．そのため，妊娠中の血糖管理の目標値は**空腹時血糖値70〜100 mg/dL，食後2時間血糖値120 mg/dL未満，HbA1c（NGSP）6.2％未満，グリコアルブミン（GA）15.8％未満**ときわめて厳格に定められています．

1 妊婦でのインスリン療法のポイント

治療は食事療法，運動療法で管理目標が達成できない場合はインスリン療法が必要です．各種インスリンの妊娠時使用の安全性に関する米国食品医薬品局（FDA）のカテゴリー分類を**表2**

表1 妊娠糖尿病（GDM）の新診断基準

75g経口ブドウ糖負荷試験において次の基準の1点以上を満たした場合に診断する．
- 空腹時血糖値≧92 mg/dL（5.1 mmol/L）
- 負荷後1時間値≧180 mg/dL（10.0 mmol/L）
- 負荷後2時間値≧153 mg/dL（8.5 mmol/L）

ただし，臨床診断において糖尿病と診断されるものは除外する．
〔日本糖尿病学会糖尿病診断基準に関する調査検討委員会：糖尿病の分類と診断基準に関する委員会報告（国際標準対応版）．糖尿病55：497，2012より改変〕

に示します．カテゴリーBの薬剤は安全に使用できますが，カテゴリーCの薬剤を使用する場合は，その安全性につき十分なインフォームドコンセントをとり，リスクよりベネフィットが上回ると判断したうえで使用する必要があります．持効型溶解インスリンではデテミル（レベミル®）はカテゴリーBですが，グラルギン（ランタス®）はまだカテゴリーCのため注意が必要です．

　インスリン治療は厳格な血糖管理の必要性から，**頻回注射もしくは持続皮下インスリン注入療法**（CSII）を行います．妊娠時にはヒト胎盤性ラクトゲン（hPL）などのインスリン拮抗ホルモン増加の影響で，インスリン必要量は妊娠末期には妊娠前のおよそ2倍に達するとされています．分娩後はインスリン抵抗性の原因である胎盤の消失により急激にインスリン必要量が減少し，授乳によりさらに低下することがあるため，血糖値の変化に応じて投与量の調整が必要です．

　なお2型糖尿病などで内服治療中の人は，インスリン治療に切り替え後に計画妊娠を行います．またインスリン療法中の糖尿病合併妊娠では，適宜安全なインスリンに切り替え調整します（表2）．糖尿病合併妊娠では母体の糖尿病網膜症や糖尿病腎症などの細小血管障害悪化のリスクが高くなるため，妊娠前か

表2 各種インスリンとFDA分類

分類	一般名	代表的商品名	FDA分類
超速効型インスリン	インスリンアスパルト	ノボラピッド	B
	インスリンリスプロ	ヒューマログ	
	インスリングルリジン	アピドラ	C
速効型インスリン	ヒトインスリン	ノボリンR	安全
		ヒューマリンR	
中間型インスリン	ヒトイソフェンインスリン水性懸濁	ノボリンN	安全
		ヒューマリンN	
持効型溶解インスリン	インスリンデテミル	レベミル	B
	インスリングラルギン	ランタス	C

2 ウテメリン®持続投与の際の血糖管理はどうするか

産科的母体合併症の1つである切迫早産治療では、子宮収縮抑制目的でリトドリン（ウテメリン®）が使用されますが、ウテメリン®はβ_2受容体刺激による肝臓でのグリコーゲン分解亢進のため、投与量や投与日数にかかわらず母体の耐糖能に異常をきたす可能性があります．

ウテメリン®点滴時の希釈溶液は5％ブドウ糖注射液または10％マルトース注射液が推奨されています．5％ブドウ糖液を用いる場合には、**ブドウ糖（グルコース）投与による血糖上昇**にも注意が必要で、ブドウ糖（グルコース）5〜10gにつき速効型インスリン1単位を目安に点内注します．血糖測定は各食前食後の6検測定とし、食後2時間血糖値が前述の管理目標値である120 mg/dL 未満を達成できないようであれば、超速効型インスリンか速効型インスリンを2〜4単位程度の少量から開始します．以降は食後血糖を確認しながら調整します．

早朝空腹時高血糖を認めるようであれば、中間型インスリンを追加・増量とする選択肢もありますが、ウテメリン®投与速度が変更になった場合に低血糖を生じるリスクがあるため、ウテメリン®持続点滴内の速効型インスリン混注量を増量したほうがより安全です．

3 リンデロン®投与の際の血糖管理はどうするか

妊娠22週以降34週未満で1週間以内の早産が予想される場合、胎児肺のサーファクタント産生増加目的でベタメタゾン（リンデロン®）12 mgを24時間ごとに計2回筋肉内投与することが推奨されていますが[2]、**高血糖に注意が必要**です．

リンデロン®は長時間作用型のステロイドで、初回投与後12時間後より高血糖となり、投与後5日間続くとの報告がありま

表3 妊婦へのリンデロン®投与時における追加インスリン定時注射＋追加投与の方法

食前の血糖値次第で下記の量のインスリンを定時注射に追加する	
〜120 mg/dL	指示どおり（追加投与なし）
121〜150 mg/dL	定時指示量＋2単位
151〜200 mg/dL	定時指示量＋4単位
201〜250 mg/dL	定時指示量＋6単位
251〜 mg/dL	医師に連絡

す[3]．このためリンデロン®投与日から定時注射に加え，食前と就寝前にスライディングスケール（ミニスケール）を追加します（表3）（p.163「Ⅷ-7 経口・点滴ステロイドを使用しているとき」参照）．

　早朝空腹時血糖が高値になる場合にはレベミル®などを就寝前に4単位程度から追加してください．以降は責任インスリンの考え方に基づき投与量を調整していきますが，リンデロン®の効果が切れると急速にインスリン必要量が低下するため，**低血糖に注意が必要**です．

（伊賀　涼）

文献

1) 日本糖尿病学会糖尿病診断基準に関する調査検討委員会：糖尿病の分類と診断基準に関する委員会報告（国際標準化対応版）．糖尿病 **55**：497, 2012
2) 日本産婦人科学会，ほか（編）：産婦人科診療ガイドライン産科編2014
3) Mathiesen ER, et al：Insulin dose during glucocorticoid treatment for fetal lung maturation in diabetic pregnancy：test of an algorithm [correction of analgoritm]. Acta Obstet Gynecol Scand **81**：835-839, 2002

IX 1型糖尿病のインスリン治療をマスターする

1 1型糖尿病のインスリン治療をマスターする

　糖尿病患者が各種疾患で入院すると，主治医は「糖尿病管理＝2型糖尿病管理」と想定して準備を始めると思います．多くの場合はこれで結構なのですが，わが国には1型糖尿病患者は約3万人いると推計され，年間発症率(/10万人)は1.5です〔1型糖尿病［IDDM］レポート(IDDM白書)2011〕．本来は1型糖尿病と2型糖尿病の違いを臨床知見からエビデンス構築すべきですが，急性期治療や周術期管理などの特殊環境事項では，各々の知見は少ないのが実情です．それでも先進諸国の専門医療機関では，その取り組みを少しずつ始めています．

1 1型糖尿病と2型糖尿病の入院治療は何が違うのか？

ⓐ 1型糖尿病では糖代謝維持が難しい

　1型糖尿病は，生体における同化ホルモンであるインスリンの絶対的不足状態です．血糖値はインスリン以外にも各種ホルモン（グルカゴン，カテコールアミン，糖質コルチコイドなど），自律神経活性，外傷や他疾患の合併，生活習慣などさまざまな因子により変化します．ところが1型糖尿病では，インスリン拮抗ホルモンの増大や外来性インスリン投与の欠乏により，容易に高ケトン血症を起こしてしまいます．

　1型糖尿病患者では，糖尿病ケトアシドーシス(DKA)になるとインスリン拮抗ホルモンであるグルカゴンが相対的高値となります(図1)[1]．また，糖質摂取を制限されると容易に高ケトン血症となり，通常0.3 mM程度の総ケトン濃度は4～5 mM程度まで上昇します．これは血糖値72～90 mg/dLのときの脳へのグルコース輸送に拮抗します（中枢神経におけるケトン体とグルコースの細胞内取り込みのミカエリス定数〔K_m

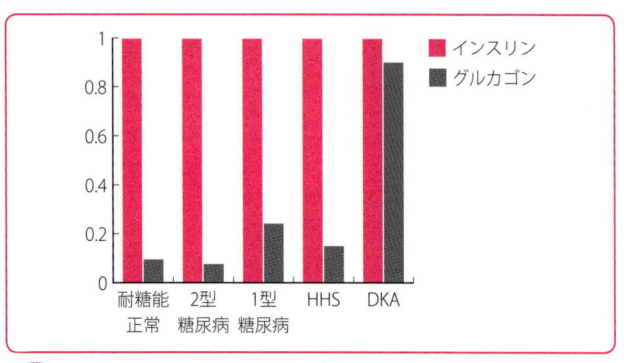

図1 各糖尿病およびその関連病態におけるインスリン/グルカゴン比

1型糖尿病患者では，糖尿病ケトアシドーシスになるとインスリン拮抗ホルモンであるグルカゴンが相対的高値となる．
HHS：高浸透圧高血糖症候群，DKA：糖尿病ケトアシドーシス
(Wahid MJ, et al：Insulin and glucagon ratio in the patho-physiology of diabetic ketoacidosis and hyperosmolar hyperglycemic non-ketotic diabetes. Coll Physicians Surg Pak **16**：11-14，2006)

値)は同等なため].

1型糖尿病の入院管理の基本は，**十分な糖質栄養(経口，経腸管，経静脈)を十分なインスリンと共に投与すること**です．そのため，間違っても血糖値をよくするために糖質制限することはあってはなりません．

2 1型糖尿病の入院インスリン治療の実際

a 栄養管理

糖尿病患者に限らず入院栄養治療の最大の目的は，目的疾患の治療と退院に向けてのコンディショニングです．

1日の栄養所要量は，正常耐糖能者と1型糖尿病患者とで比較すると，有名なHarris-Benedict equationからも体重当たり25～35 kcal/kgと同様です．また，除脂肪体重を加味した

1 1型糖尿病のインスリン治療をマスターする

表1 ▶ 入院1型糖尿病患者における経腸栄養と経静脈栄養の特徴

	経腸栄養	経静脈栄養
共通	・基礎代謝は非糖尿病者と同等 ・糖質を栄養の中心とおき，エネルギー比で50％以上を確保 ・短期入院でも初期（24時間以内）から糖質（1.5 mg/kg/分）を投与	
特徴	・糖質の種類は問わない（スクロースなど） ・食器に糖質量が書いてある	・グルコース130〜200 g/日 ・初療期24時間以内に基礎代謝の1/2の糖質投与

Mifflin-St. Jeor equation での計算式からも（平均BMI 31.4 kg/m^{2}の欧米人の報告ですが），2,100 kcalと正常耐糖能者と変わりません．問題は「栄養所要量」ではなく，現実の「摂食量」なのです．急性期入院治療では，摂食量を3日間にわたり調査すると1日平均828 kcal（炭水化物100 g/日）であり，栄養所要量との間に負の乖離が存在します[2]．

上記からもわかるように，急性期栄養管理にはカロリー制限食は必要なく，糖質，たんぱく量，脂質量も幅をもって考慮されるべきでしょう．また，ジュースや糖質菓子などの単純糖質でさえも，摂食できる炭水化物に包括されるべきです[3]．

表1に1型糖尿病における経腸栄養と経静脈栄養の特徴をそれぞれまとめました．

ⓑ インスリン量の決定法―追加インスリン（食事による血糖上昇を抑える）

1型糖尿病でも2型糖尿病でも，インスリン使用中の糖尿病患者の食後血糖値を規定しているのは「**糖質摂取量**」であり，糖質の種類は関係ありません．

ここで問題なのはでんぷんや果物，牛乳などにも糖質が含まれることです．入院食ならば容器に「糖質量」を明記してある場合もあり，それを食べたときにどのくらい血糖値が上がるか概算できます[2]．しかし，急性期病棟に入院した場合には，摂食量が予見できないことが多いです．つまり，本来はご飯を全量摂取すれば超速効型インスリン10単位が必要ですが，それを食直前に投与したところ，結局半量しか食べられなかったケー

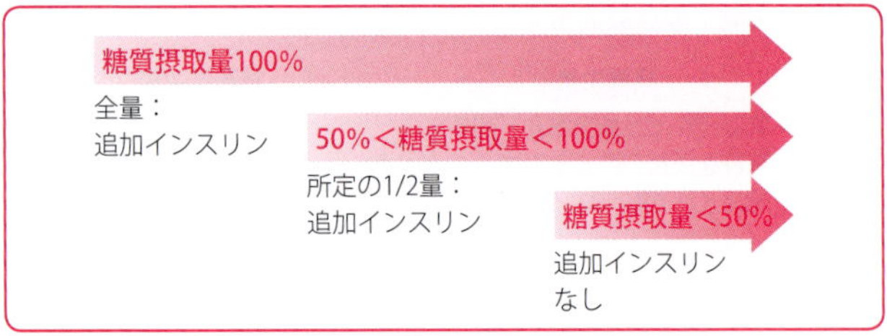

```
糖質摂取量100%
全量：
追加インスリン    50%＜糖質摂取量＜100%
              所定の1/2量：
              追加インスリン    糖質摂取量＜50%
                            追加インスリン
                            なし
```

図2　追加インスリンの食直後打ちの指示概念

糖質摂取量に応じて，①糖質摂取量100%：100%追加インスリン指示，②50%＜糖質摂取量＜100%：所定の追加インスリン量の1/2，③糖質摂取量＜50%：追加インスリンなしとする．例外的に1食の追加インスリン量が10単位を超えるような症例では，糖質摂取量＜50%で1/3〜1/4程度使用すると安定することがある．

スなどです．これでは容易に食後低血糖になってしまいます．また，全量摂取したものの嘔吐してしまい，摂食量が不明なときもあります．

そこでこのような問題を回避するため，当院では**食直後に追加インスリンを打つ**ことにしています．私たちはその時々の血糖値に応じてインスリン量を決める「血糖値スライディングスケール・インスリン療法」の使用法には注意が必要で，使用してもできるだけ短期間に限るとしてきましたが，この「**食事量スライディングスケール・インスリン療法**」はきわめて有用です（**図2**）．

大切な点は，主治医がインスリン指示に安全率を掛けて，糖質摂取量の誤差によるインスリン投与量変化に際しても，ある程度高血糖を受け入れたうえで低血糖をできるだけ起こさないようにすることです．**内因性インスリンの枯渇した1型糖尿病では，とくにこの考え方が重要です．**

経腸栄養も近年，急性期疾患の発症早期に開始されています．循環動態が24時間以内に安定するのが理想的です[4]．通常は経腸栄養剤も総カロリーの54%程度を糖質で占めますが，糖尿病用として30%前後までその割合を減らし，一価飽和脂肪酸と10〜15 g/Lの食物繊維を含有する商品があります．内

容を確認し，食後どの時点の血糖値が追加インスリンの効果判定に有用か考えましょう．経腸栄養を開始したときは毎食前に加え，食後1〜4時間の血糖測定を行い，至適インスリン量を決めます．

C インスリン量の決定—基礎インスリン（食事摂取に影響されないインスリン）

1型糖尿病ではないですが，2型では輸液途中に血糖の高値に気づき，慌ててインスリン治療を開始することがあります．いずれにしても**輸液治療を開始する前には必ず血糖値を測定してください．開始前血糖値＞144 mg/dL**，または，**輸液開始後24時間以内の血糖値＞144 mg/dL**は，基礎疾患の増悪と死亡率の上昇につながるので注意が必要です[5]．

では，どのように高血糖を是正するべきでしょうか？これまでにも解説してきたように，糖質と同じルート，同じタイミングで希釈インスリンを持続静脈内投与することです．方法は大きく分けて①輸液バッグの中に直接インスリンを混注する方法（点内注），②微量注入用ポンプを使用しインスリンを投与する方法（持続静脈インスリン注入：CVII）の2つありますが，それぞれにメリットとデメリットがあります．もう一度おさらいしましょう．

1）輸液バッグの中に直接インスリンを混注する方法（点内注）

通常は輸液中のグルコース5〜10 gに1単位のインスリンを混注します．血糖値が下がりにくいときはインスリンをバッグ内に追加できますが，低血糖時にはバッグごと交換するほかありません．また，バッグ内腔や輸液チューブ内へのインスリンの吸着がある程度起こります．実際にはあまり問題となりませんが，小児などの微量投与には，20 mLほどチューブ内を0.1単位/mLのインスリン＋生理食塩水でフラッシュすると，インスリンはすべての吸着部位に接合し，それ以上は吸着しません[6]．

2）インスリン微量注入用ポンプを使用しインスリンを投与する方法（CVII）

CVIIは正確にインスリンを投与できます．静脈内投与する

ときは必ず，速効型インスリン0.5 mLを生理食塩水50 mLに溶解します．その際，生理食塩水をシリンジ内にあらかじめ入れておき，そこにゆっくりインスリンを混和させます（手早くやると気泡が多くなるので注意）．投与ミスを防ぐために必ずこの濃度を使用してください．また，メインの輸液内容を変更するときには必ず，インスリン微量注入用ポンプの注入量を確認することも重要です．一方，持続皮下注入ポンプを用いてインスリンを皮下注入する方法（CSII）も存在します．しかし，CSII導入に際し基礎インスリン量を決定する確立した方法はありません．また，各施設で汎用されている方法として絶食法があります．3〜6時間絶食し，絶食前後の血糖値の差が30 mg/dLになるように基礎インスリン量を決定します．

3 ― 1型糖尿病における入院インスリン治療の注意点

a 1型糖尿病の低血糖対策

1型糖尿病のインスリン治療に関わると，主治医は低血糖表現の多様性に気づきます．低血糖は交感神経誘導性（振戦，動悸，不安感，過覚醒）と副交感神経誘導性（発汗，飢餓感，感覚異常）[7]の症状の融合です．通常は"低血糖"＝"恐怖"と認識されますが，1型糖尿病患者は「フワーっとする」「こわい」などさまざまな言葉や感覚で表現します．

成人患者では低血糖症からの回復のため，グルコース換算で15〜20 gの糖質が必要です．通常わが国で流通している包装は5 gが多いため，1つでは足りません[8]．

もし，1型糖尿病で無自覚低血糖または重症低血糖が出現しているときにはインスリンレジメを再考しましょう．入院中から，治療域の設定を低血糖回避とします．発症早期の無自覚低血糖ならば，退院後になりますが，通常5〜6週である程度低血糖随伴症状の回復が期待できます[8]．

ⓑ 自己免疫の関与

　本来インスリン抗体には，自己のインスリンに対して産生される内因性のインスリン抗体と，外来性に投与されたインスリンに対して産生される外来性のインスリン抗体が存在しますが，1型糖尿病では，外来性インスリンに対する抗体が多く出現します．インスリン抗体に関する検査で非特異的結合率（NSB）が30〜40％を超えると，外来性インスリンの作用が不安定になり，血糖が不安定になる原因になります．その場合はインスリン製剤の変更を考慮します．ヒトインスリンを使用している例では，超速効型インスリンや持効型溶解インスリンなどのアナログ製剤への変更を試みてください．しかし，残念ながら有効となるケースはわずかです．

　1型糖尿病に合併する自己免疫疾患で，もっとも頻度の高いのは甲状腺疾患です．甲状腺ホルモンは血糖変動に影響する因子の1つであり，Basedow病や橋本病の合併例では甲状腺ホルモンを正常域に保つ治療が必要になります．

　また頻度は高くありませんが，自己免疫性膵炎や自己免疫性多内分泌腺症候群（autoimmune polyglandular syndrome：APS）を合併する場合もあります．前者では膵外分泌機能異常による消化・吸収障害，後者では他のホルモン変動により血糖コントロールが不安定になりやすくなります．

これら合併疾患を見逃さないよう，入院した1型糖尿病患者に対し素早く鑑別診断することが重要となります．

ここで症例を1つ…

37歳男性,事務職.劇症1型糖尿病です.

[現病歴]職場健診を毎年受けていましたが,特記すべきことはありませんでした.4日前ごろより上気道症状,倦怠感,食欲不振,胃部不快感が出現し近医受診.感冒と診断され,総合感冒薬を処方されましたが症状は改善されませんでした.1日前より腹痛,吐き気,口渇を主訴に当院救急部を受診しました.

[家族歴]高血圧(父親).

[身体所見]身長168 cm,体重54 kg(今年の健診では59 kgであった).

頭部,頸部,胸腹部に異常所見は認めない.

血圧128/88 mmHg,脈拍88/分・整,体温36.4℃.

足背動脈拍動は触知.

[画像所見]

胸部X線:心胸郭比の低下(CTR=40%)

腹部X線:小腸ガスの存在

頭部CT:特記所見なし

[血液検査所見]

末梢血				抗GAD抗体	陰性
WBC	9,100/μL	BUN	14 mg/dL	抗インスリン抗体	陰性
RBC	38.9×10⁴/μL	Cr	0.88 mg/dL	抗核抗体	陰性
Hb	12.2 g/dL	T-cho	207 mg/dL	総ケトン体	2,899 μM
Ht	34.9%	TG	110 mg/dL	アセト酢酸(ACA)	408 μM
Plt	17.9×10⁴/μL	HDL-C	55 mg/dL	3ヒドロキシ酪酸(3OHB)	2,402 μM
血液生化学		Na	145 mM/L		
		K	4.2 mM/L		
TP	7.1 g/dL	Cl	103 mM/L		
Alb	3.3 g/dL	Lip	88 IU/L		
AST	21 IU/L	s-CPR(空腹時)	0.3 ng/mL		
ALT	20 IU/L	s-CPR(食後2時間)	0.5 ng/mL		
ALP	120 IU/L	来院時血糖値	548 mg/dL		
T-bil	0.92 mg/dL	HbA1c	5.2%		
Amy	537 IU/L				

【動脈ガス分析(来院時)】

pH:7.309,SaO_2:98%,PaO_2:110 mmHg,$PaCO_2$:28 mmHg,HCO_3^-:11.8 mM

【尿検査所見(来院時)】

尿糖:(4+),尿蛋白:(−),尿ケトン(4+),尿中微量アルブミン:57 mg/gCr,尿沈渣:正常

(0 1 2 3 4 5 6 7 8 9 10 11 12 13 14 15 16 17 18 19 20 21 22 23) 時										
血糖値 (mg/dL)				インスリン 〈 時 分〜（ ）mL/時で開始〉						使用する しない
A	B	C	D	I	II	III	IV	V	VI	VII
80以下	80以下	80以下	以下	0.2	0.4	0.4	0.6	0.6	0.8	−
81〜150	81〜120	81〜110	〜	0.4	0.6	0.6	0.8	1.0	1.2	−
151〜200	121〜160	111〜140	〜	0.6	0.8	1.0	1.2	1.4	1.8	不変
201〜250	161〜200	141〜170	〜	0.8	1.0	1.2	1.4	1.8	2.2	＋
251〜300	201〜240	171〜200	〜	1.0	1.2	1.4	1.8	2.2	2.6	＋
301〜350	241〜280	201〜230	〜	1.2	1.4	1.8	2.2	2.6	3.0	＋
351以上	281以上	231以上	以上	1.4	1.8	2.2	2.6	3.0	3.6	＋

図3　インスリン微量注入用ポンプの設定

左側は自分の目標とする血糖値（A⇒C）に行くにしたがい，血糖値を厳密に管理する設定となる．右側はその設定時のインスリン注入設定量であり，Ⅰ⇒Ⅱ⇒Ⅲと数が大きくなるごとに大胆にインスリンを増量する設定となっている．30分〜1時間に1度の血糖測定により逐次指示を変更します．たとえばA-Ⅲと指示を出しておくと，血糖値が200 mg/dLのときにはインスリン微量注入ポンプの設定は1.0 mL/時つまり1.0単位/時となる．

実際にどう治療するか

DKAでは3〜6 Lの細胞外液がすでに失われているので，生理食塩水で十分輸液を行い（250〜500 mL/時），電解質をみながら調整します．インスリンは0.1単位/kgを初期投与し，その後インスリン微量注入用ポンプで1時間に50 mg/dL程度の血糖降下速度になるように調整します．

図3にどのようにインスリン微量注入用ポンプの設定を決めるか示しました．

大切なことは①血糖値250 mg/dLからは生理食塩水輸液ではなく5％ブドウ糖液を中心に電解質を入れること，②血清カリウム濃度は低下しやすく，＜3.3 mEq/Lであれば10〜30 mEq/時でカリウムを補充すること，③血糖値は輸液による希釈で下がることが大切であり，決してインスリンで強引に下げようとしてはならないということです．

表2 1型糖尿病の急性代謝失調を脱したサイン

血清HCO$_3^-$	>15 mEq/L
静脈pH	>7.3
アニオンギャップ	<12 mEq/L

以上3つのうち2つ以上を満たせばDKAは解除されたとみなし,食事などを開始する.

➡ 管理基準と退院へ

以上の経過で軽快すると,食事が始まり退院へ向けて前進できます.1型糖尿病の急性代謝失調を脱したサインは,**表2**の3つのうち2つ以上を満たすときです.

一方,中等症〜重症の糖代謝失調のときは一般病床ではなく集中治療室に入室する必要があります.**表3**の基準を多く満たすときは,躊躇せずに集中治療室入室を検討してください.

(内野 泰)

💡 Pitfall

ステロイド,ACE阻害薬投与中の症例では尿ケトン体が偽陰性となることがあります.経過中に低リン血症を呈することが多いですが,呼吸筋や骨格筋障害などが出現し,血清リン濃度 <1.0 ng/dLでなければ追加投与は必要ありません.原因としてはアシドーシスからの赤血球解糖系抑制によって細胞外リン濃度が下がっているだけなので,アシドーシスが戻るとともに血清リン濃度も正常化します.

なお,血液ガスでpHをみるためだけに動脈血を採取してはいけません.現在は各国のガイドラインでも静脈血ガス分析を推奨しています.動脈血pH=静脈血pH+(0.02〜0.05),動脈血HCO$_3^-$=静脈血HCO$_3^-$+(1.88)と概算値を用いることができ,一方で頻回の動脈採血は動脈壁損傷のリスクがあるからです.

表3 集中治療室入室を検討する基準

①血中ケトン体＞6 mM
②HCO_3^-＜5 mEq/L
③静脈pH＜7.1
④補正不可能なカリウム＜3.5 mEq/L
⑤GCS＜12点
⑥SaO_2＜92％（room air）
⑦収縮期血圧＜90 mmHg
⑧アニオンギャップ＞16 mEq/L

文献

1) Wahid MJ, et al：Insulin and glucagon ratio in the patho-physiology of diabetic ketoacidosis and hyperosmolar hyperglycemic non-ketotic diabetes. Coll Physicians Surg Pak **16**：11-14, 2006
2) American Diabetes Association, Bantle JP, et al：Nutrition recommendations and interventions for diabetes：a position statement of the American Diabetes Association. Diabetes Care **31**(Suppl 1)：S61-S78, 2008
3) Canadian Diabetes Association Clinical Practice Guidelines Expert Committee, Houlden R, et al：In-hospital management of diabetes. Can J Diabetes **37**(Suppl 1)：S77-S81, 2013
4) Warren JL, et al：Postoperative diet advancement：surgical dogma vs evidence-based medicine. Nutr Clin Pract **26**：115-125, 2011
5) Pasquel FJ, et al：Hyperglycemia during total parenteral nutrition: an important marker of poor outcome and mortality in hospitalized patients. Diabetes Care **33**：739-741, 2010
6) Thompson CD, et al：The effect of tubing dwell time on insulin adsorption during intravenous insulin infusions. Diabetes Technol Ther **14**：912-916, 2012
7) Placzkowski KA, et al：Secular trends in the presentation and management of functioning insulinoma at the Mayo Clinic, 1987-2007. J Clin Endocrinol Metab **94**：1069-1073, 2009
8) Chiang JL, et al：Type 1 diabetes through the life span：a position statement of the American Diabetes Association. Diabetes Care **37**：2034-2054, 2014

Column ⑭

キホンに戻る〜濃いインスリンは吸収が遅くなる

　私が日本糖尿病学会の専門医を受験したのは2002年,医師になって17年後でした.学会入会自体が1995年でしたので遅いはずです.さて,そのときの問題,文章はあやふやですがこんな問題が出題されました.当時,インスリン製剤には40単位/mLと100単位/mLの2つの濃度の製剤が存在していました.問題は,この濃度の違う2つの速効型インスリン製剤を同量皮下注射した場合,どちらの製剤が早く血管内に吸収されるか？というものでした.正解は40単位/mL製剤でした.つまり,超速効型インスリンがなかった時代には,100単位/mLではなく40単位/mL製剤がもっとも速効性が高かったのです.皮肉なことに,しばらくして40単位/mL製剤用シリンジを使用して誤って100単位/mL製剤バイアルから吸って点滴内に入れてしまい重症低血糖を起こす(2.5倍入ってしまうわけです！！)というヒヤリ事例が報告され,リスクマネジメントの観点から40単位/mL製剤はすべて発売中止となってしまいました.

　ところが2015年,久しぶりに「濃度」の違うインスリンが発売されました.300単位/mLという"濃い"持効型溶解インスリン製剤,ランタス®XRです.欧米の糖尿病患者では一度に基礎インスリンを100単位以上打つ患者はざらにおり,ディスポタイプのペンでは一度に80単位までしか打てず,また注射液量が多くなると痛いわけで,必要に迫られて出てきた製剤ともいえましょう.ところがこの濃い持効型溶解インスリンは,先の40単位/mL製剤とは逆に吸収がゆっくりで,今まで24時間ぐらいといわれていたランタス®よりも長い作用時間,約32時間が達成されたのです(図1).また徐放性となったため,当然ピークも小さくなりました.その結果,私も参画させていただいた日本の第三相試験の結果は,1型でも2型のBOTでもランタス®との間に血糖コントロール上の非劣性が示されたうえで,低血糖が有意に少ないという結果となりました.このインスリン,元のグラルギンと構造はもちろん一緒ですので安全性はもう10年間以上の使用で証明されています.キホン的な手法が既存

の製剤の特徴をより有効なものとしたことは，きわめて素晴らしいことだとホントに思います．

(弘世 貴久)

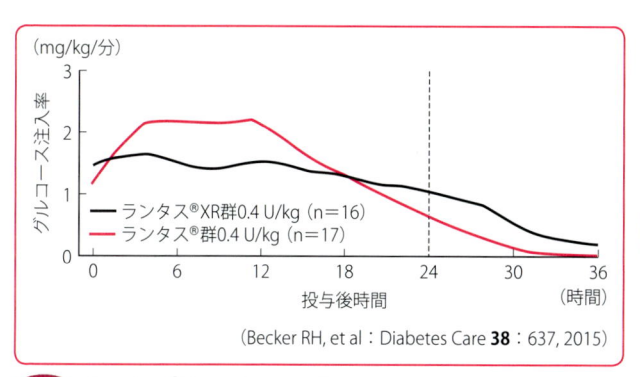

図1 ランタス®XRのPK/PDプロファイル

縦軸：グルコース注入率 (mg/kg/分)
横軸：投与後時間 (時間)

- ランタス®XR群 0.4 U/kg (n=16)
- ランタス®群 0.4 U/kg (n=17)

(Becker RH, et al：Diabetes Care **38**：637, 2015)

付録

インスリン製剤一覧

インスリン製剤一覧
■インスリンアナログ製剤
ディスポーザブル型製剤

	商品名	製造販売会社名	規格・単位
超速効型	アピドラ注ソロスター	サノフィ	300単位1キット
	ヒューマログ注ミリオペン	日本イーライリリー	300単位1キット
	ノボラピッド注フレックスタッチ	ノボ ノルディスク ファーマ	300単位1キット
	ノボラピッド注イノレット	ノボ ノルディスク ファーマ	300単位1キット
混合型	ノボラピッド30ミックス注フレックスペン	ノボ ノルディスク ファーマ	300単位1キット
	ノボラピッド50ミックス注フレックスペン	ノボ ノルディスク ファーマ	300単位1キット
	ノボラピッド70ミックス注フレックスペン	ノボ ノルディスク ファーマ	300単位1キット
	ヒューマログミックス25注ミリオペン	日本イーライリリー	300単位1キット
	ヒューマログミックス50注ミリオペン	日本イーライリリー	300単位1キット
中間型	ヒューマログN注ミリオペン	日本イーライリリー	300単位1キット
持効型	ランタス注ソロスター	サノフィ	300単位1キット
	インスリングラルギンBS注ミリオペン「リリー」	日本イーライリリー	300単位1キット
	レベミル注フレックスペン	ノボ ノルディスク ファーマ	300単位1キット
	レベミル注イノレット	ノボ ノルディスク ファーマ	300単位1キット
	トレシーバ注フレックスタッチ	ノボ ノルディスク ファーマ	300単位1キット
	ランタスXR注ソロスター	サノフィ	450単位1キット
配合薬	ライゾデグ配合注フレックスタッチ	ノボ ノルディスク ファーマ	300単位

付　録　インスリン製剤一覧

薬価(円)	作用動態	作用発現時間	最大作用発現時間	作用持続時間
2,301		15分未満	0.5〜1.5時間	3〜5時間
1,953		15分以内	0.5〜1.5時間	3〜5時間
2,385		10〜20分	1〜3時間	3〜5時間
2,211				
2,352		10〜20分	1〜4時間	約24時間
2,352		10〜20分	1〜4時間	約24時間
2,351		10〜20分	1〜4時間	約24時間
1,953		15分以内	0.5〜6時間	18〜24時間
1,953		15分以内	0.5〜4時間	18〜24時間
1,976		0.5〜1時間	2〜6時間	18〜24時間
2,525		1〜2時間	明らかなピークなし	約24時間
1,696		1〜2時間	明らかなピークなし	約24時間
2,601		約1時間	3〜14時間	約24時間
2,401				
2,619		該当なし（定常状態）	明らかなピークなし	約42時間
3,102		該当なし（定常状態）	明らかなピークなし	約32時間
2,322		10〜20分	1〜3時間	約42時間

製剤により作用動態の時間スケールが異なることにご注意ください．

カートリッジ交換型製剤

	商品名	製造販売会社名	規格・単位
超速効型	アピドラ注カート	サノフィ	300単位1筒
	ヒューマログ注カート	日本イーライリリー	300単位1筒
	ノボラピッド注ペンフィル	ノボ ノルディスク ファーマ	300単位1筒
混合型	ノボラピッド30ミックス注ペンフィル	ノボ ノルディスク ファーマ	300単位1筒
	ヒューマログミックス25注カート	日本イーライリリー	300単位1筒
	ヒューマログミックス50注カート	日本イーライリリー	300単位1筒
中間型	ヒューマログN注カート	日本イーライリリー	300単位1筒
持効型	ランタス注カート	サノフィ	300単位1筒
	レベミル注ペンフィル	ノボ ノルディスク ファーマ	300単位1筒
	トレシーバ注ペンフィル	ノボ ノルディスク ファーマ	300単位1筒

バイアル製剤

	商品名	製造販売会社名	規格・単位
超速効型	アピドラ注100単位/mL	サノフィ	100単位11mL バイアル
	ヒューマログ注100単位/mL	日本イーライリリー	100単位1mL バイアル
	ノボラピッド注100単位/mL	ノボ ノルディスク ファーマ	100単位1mL バイアル
持効型	ランタス注100単位/mL	サノフィ	100単位1mL バイアル

付　録　インスリン製剤一覧

薬価(円)	作用動態　0 4 8 12 16 20 24 28	作用発現時間	最大作用発現時間	作用持続時間
1,642		15分未満	0.5〜1.5時間	3〜5時間
1,636		15分以内	0.5〜1.5時間	3〜5時間
1,669		10〜20分	1〜3時間	3〜5時間
1,685		10〜20分	1〜4時間	約24時間
1,649		15分以内	0.5〜6時間	18〜24時間
1,644		15分以内	0.5〜4時間	18〜24時間
1,649		0.5〜1時間	2〜6時間	18〜24時間
1,834	0 6 12 18 24 30 36 42 48	1〜2時間	明らかなピークなし	約24時間
1,859	0 6 12 18 24 30 36 42 48	約1時間	3〜14時間	約24時間
1,847	0 6 12 18 24 30 36 42 48	該当なし(定常状態)	明らかなピークなし	約42時間

薬価(円)	作用動態　0 4 8 12 16 20 24 28	作用発現時間	最大作用発現時間	作用持続時間
391		15分未満	0.5〜1.5時間	3〜5時間
390		15分以内	0.5〜1.5時間	3〜5時間
415		10〜20分	1〜3時間	3〜5時間
447	0 6 12 18 24 30 36 42 48	1〜2時間	明らかなピークなし	約24時間

製剤により作用動態の時間スケールが異なることにご注意ください．

■ヒトインスリン製剤

ディスポーザブル型製剤

	商品名	製造販売会社名	規格・単位
超速効型	ヒューマリンR注ミリオペン	日本イーライリリー	300単位1キット
	ノボリンR注フレックスペン	ノボ ノルディスク ファーマ	300単位1キット
混合型	ヒューマリン3/7注ミリオペン	日本イーライリリー	300単位1キット
	ノボリン30R注フレックスペン	ノボ ノルディスク ファーマ	300単位1キット
	イノレット30R注	ノボ ノルディスク ファーマ	300単位1キット
中間型	ヒューマリンN注ミリオペン	日本イーライリリー	300単位1キット
	ノボリンN注フレックスペン	ノボ ノルディスク ファーマ	300単位1キット

カートリッジ交換型製剤

	商品名	製造販売会社名	規格・単位
超速効型	ヒューマリンR注カート	日本イーライリリー	300単位1筒
混合型	ヒューマリン3/7注カート	日本イーライリリー	300単位1筒
中間型	ヒューマリンN注カート	日本イーライリリー	300単位1筒

バイアル製剤

	商品名	製造販売会社名	規格・単位
超速効型	ヒューマリンR注100単位/mL	日本イーライリリー	100単位1mLバイアル
	ノボリンR注100単位/mL	ノボ ノルディスク ファーマ	100単位1mLバイアル
混合型	ヒューマリン3/7注100単位/mL	日本イーライリリー	100単位1mLバイアル
中間型	ヒューマリンN注100単位/mL	日本イーライリリー	100単位1mLバイアル

付　録　インスリン製剤一覧

薬価(円)	作用動態 0 4 8 12 16 20 24 28	作用発現時間	最大作用発現時間	作用持続時間
1,788		0.5〜1時間	1〜3時間	5〜7時間
2,044		約30分	1〜3時間	約8時間
1,831				
2,072		約0.5時間	2〜8時間	約24時間
1,997				
1,843		1〜3時間	8〜10時間	18〜24時間
2,067		約1.5時間	4〜12時間	約24時間

薬価(円)	作用動態 0 4 8 12 16 20 24 28	作用発現時間	最大作用発現時間	作用持続時間
1,369		0.5〜1時間	1〜3時間	5〜7時間
1,369		0.5〜1時間	2〜12時間	18〜24時間
1,369		1〜3時間	8〜10時間	18〜24時間

薬価(円)	作用動態 0 4 8 12 16 20 24 28	作用発現時間	最大作用発現時間	作用持続時間
330		0.5〜1時間	1〜3時間	5〜7時間
346		約30分	1〜3時間	約8時間
355				
369		0.5〜1時間	2〜12時間	18〜24時間
352		1〜3時間	8〜10時間	18〜24時間
376		約1.5時間	4〜12時間	約24時間

索引

和文索引

あ、い

暁現象　74
胃切除　159
インスリン
　——アナログ製剤　7
　——依存状態患者　6
　基礎——　3
　——グラルギン　13
　——U300　14
　混合型——　8, 26, 44
　持効型溶解——　52
　持続静脈——注入療法
　　（CVII）　82, 92, 95
　責任——　3, 6
　——抵抗性改善薬　59
　——デグルデク　14
　——デテミル　14
　内因性——分泌能　67
　配合——製剤　49
　ヒト——製剤　7

か、き

カリウム　110, 117
肝性糖尿病　144
肝動脈塞栓術　147
キシリトール　100, 101
基礎インスリン　3
教育入院　80

く～こ

空腹時血糖値の正常化　4, 18

グリニド薬　40, 43, 63
経口糖尿病治療薬　58
血糖自己測定（SMBG）　29, 31, 32, 76
硬化療法　147
高ケトン血症　104, 105
高浸透圧高血糖症候群　116
高齢糖尿病　153
混合型インスリン　8, 26, 44

し

持効型溶解インスリン　52
持続静脈インスリン注入療法
　（CVII）　82, 92, 95
シックデイ　78, 79
食後血糖値　10, 72
食事量スライディングスケール・インスリン療法　180
食止め　84
深夜低血糖　73, 74

す～そ

膵全摘出術　149
膵臓がん　149
ステロイド　163
スライディングスケール　17, 18, 35, 36, 166, 167
責任インスリン　3, 6
セルフマネジメント　33
ソルビトール　100, 101

た〜て

タキフィラキシー 55
脱水 116
短時間作用型GLP-1受容体作動薬 24, 53, 66
チアゾリジン薬 23, 59
長時間作用型GLP-1受容体作動薬 24, 53, 66
低血糖 78, 157, 182
　　無自覚―― 157, 158
点内注 82, 92

と

糖質摂取量 179
糖尿病
　　――胃不全麻痺 122, 123
　　肝性―― 144
　　経口――治療薬 58
　　――ケトアシドーシス 104, 107
　　――ケトーシス 104
　　高齢―― 153
　　――腎症 120, 121
　　――ドック 33, 80
　　妊娠―― 173
トレシーバ® 14

な〜の

内因性インスリン分泌能 67
妊娠糖尿病 173
脳浮腫 108

は〜ふ

バイオシミラー 52
配合インスリン製剤 49
ビグアナイド薬 59
ヒトインスリン製剤 7
肥満 140
フルクトース 100, 101

ま, む

マルトース 100, 101
無自覚低血糖 157, 158

ら〜れ

ライゾデグ® 26, 49
ランタス®XR 14
離脱 67
レベミル® 14

欧文・数字索引

1型糖尿病 177
4-T Study 3
α-GI 60
Basal 2 Plus 41, 42
Basal Plus 63
basal supported oral therapy (BOT) 31, 63
basal-bolus療法（BBT） 3, 10, 22
CVII 82, 92, 95
diabetic ketoacidosis（DKA） 104, 107
DPP-4阻害薬 60
fix fasting first 12

GLP-1受容体作動薬　24, 53, 65, 77
　　短時間作用型——　24, 53, 66
　　長時間作用型——　24, 53, 66
High-Mix　44
hyperosmolar hyperglycemic syndrome（HHS）　116

Low-Mix　44
Mid-Mix　44
NICE-SUGAR研究　131
SGLT2阻害薬　61
SMBG　29, 31, 32, 76
Somogyi効果　73, 74, 158
SU薬　23, 61

必ずうまくいく！
入院インスリン治療マスターブック
〜あらゆるシチュエーションへの対応力を
この一冊で！

2016年3月1日　第1刷発行
2022年5月10日　第4刷発行

編著者　弘世貴久
発行者　小立健太
発行所　株式会社 南 江 堂
〒113-8410 東京都文京区本郷三丁目42番6号
☎(出版)03-3811-7198　(営業)03-3811-7239
ホームページ　https://www.nankodo.co.jp/
印刷 公和図書／製本 ブックアート
装丁 渡邊真介

Insulin Therapy Master Book for Hospitalized Patients
©Nankodo Co., Ltd., 2016

Printed and Bound in Japan
ISBN978-4-524-25714-0

定価は表紙に表示してあります．
落丁・乱丁の場合はお取り替えいたします．
ご意見・お問い合わせはホームページまでお寄せください．

本書の無断複製を禁じます．
JCOPY〈出版者著作権管理機構 委託出版物〉

本書の無断複製は，著作権法上での例外を除き禁じられています．複製される場合は，そのつど事前に，出版者著作権管理機構（TEL 03-5244-5088，FAX 03-5244-5089，e-mail: info@jcopy.or.jp）の許諾を得てください．

本書の複製（複写，スキャン，デジタルデータ化等）を無許諾で行う行為は，著作権法上での限られた例外（「私的使用のための複製」等）を除き禁じられています．大学，病院，企業等の内部において，業務上使用する目的で上記の行為を行うことは私的使用には該当せず違法です．また私的使用であっても，代行業者等の第三者に依頼して上記の行為を行うことは違法です．

教科書やガイドラインではわからない！

糖尿病薬物療法の裏ワザ豆知識

弘世貴久〔著〕

糖尿病専門医として臨床経験豊富な著者が糖尿病治療薬の各薬剤について，その作用機序，適応となる患者，患者に応じた使い方などをわかりやすく解説．著者自身の経験や臨床研究に基づく，教科書やガイドラインには載っていない薬剤の使い方や知識が満載．専門医はもちろんのこと，非専門医も知っておきたい処方内容を紹介する．

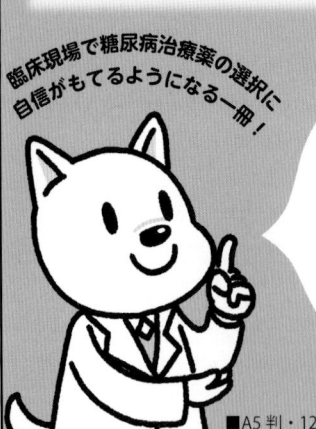

臨床現場で糖尿病治療薬の選択に自信がもてるようになる一冊！

主要目次

序章　各論の前に
　　　〜私の考える糖尿病治療のキホン〜
1章　グリニド薬
2章　SGLT2阻害薬
3章　DPP4阻害薬
4章　ビグアナイド薬
5章　αグルコシダーゼ阻害薬
6章　チアゾリジン薬
7章　SU薬
8章　GLP-1受容体作動薬
9章　インスリン
10章　基礎インスリン/
　　　GLP-1受容体作動薬の配合剤

■A5判・124頁　2020.5.　ISBN978-4-524-25224-4
定価 **3,080円**（本体2,800円+税10%）